「気づき」で変わる
ミドルエイジの健康エクササイズ

武井正子

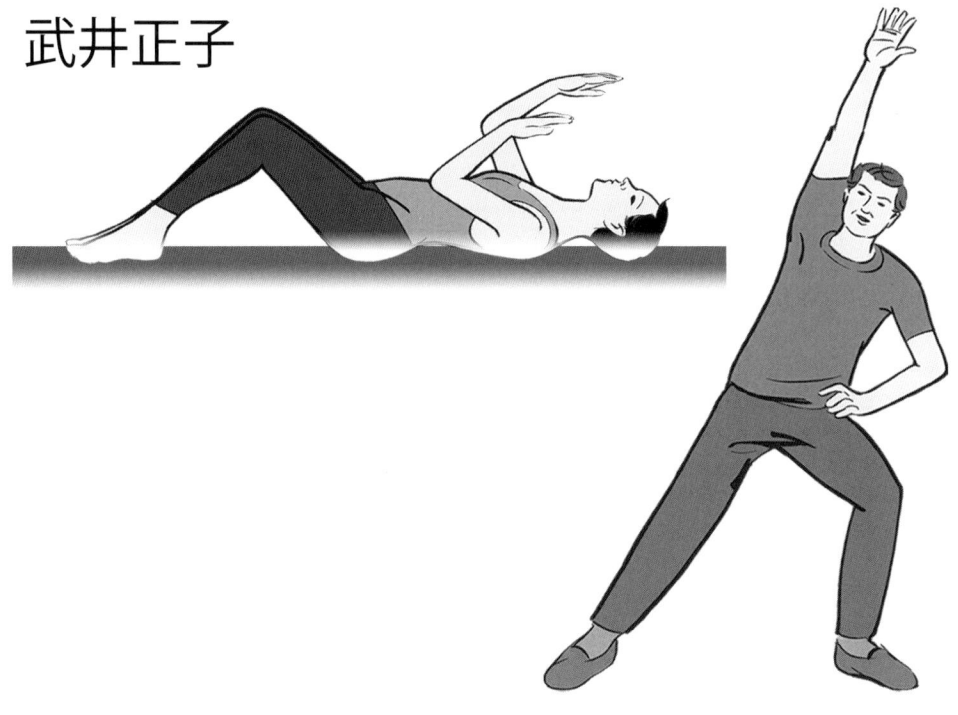

大修館書店

まえがき

　ツクツクボウシが鳴きはじめると、幼い頃の終戦の日を思い出します。いつになく緊張した雰囲気と不安をあおるような蝉の声、あれから64年経ちました。戦後生まれが、まもなく高齢期に入ります。健康について考えられるのは、平和だからこそという思いがします。

　2年前に出版した『元気をつくるシニアエイジの健康エクササイズ』は、戦後の復興期を懸命に支えてこられたシニアエイジの人たちに、いつまでも元気で自立し、生きがいのある人生を送って欲しいとの思いから書きすすめたのですが、全国の高齢者だけでなく、福祉・介護・医療・健康づくりの関係者からたくさんの激励や感想、元気な100歳に向けてのヒントなどを寄せていただき、大変うれしく思いました。

　一方、地域や企業で健康づくりに関わっている保健師や栄養士、健康運動指導士、スポーツプログラマーなどの皆さんからは、働き盛りの世代で、体力の低下や肥満、腰痛、肩こり、関節痛などの健康不安や、メタボリックシンドロームの予備軍が年々増えているので、運動に取り組むヒントが欲しいとの声が寄せられました。こうした声に後押しされ、自分の辿った路を振り返りながらまとめたのが、本書『「気づき」で変わるミドルエイジの健康エクササイズ』です。

　ミドルエイジとは、戦後生まれの働き盛りの世代、40〜60歳代の人たちをイメージしています。若い頃の私は、たくさんの運動量をこなし、筋力をつけることで、パフォーマンスを高めることができると信じていました。そのために腰痛に悩まされ、膝やアキレス腱を痛め、肉離れを起こしたこともあります。ミドルエイジになって、健康づくりには、有酸素系の運動が必要であることを実感するとともに、M. フェルデンクライス著 "Awareness through Movement"（動きを通しての気づき）に出会い、レッスンを体験することによって、身体の各部位が連携し、一体となった時、小さな力で、無理なく動けることに気づくことができました。ミドルエイジの健康づくりのキーワードは、「気づき」です。私は、今、若い頃よりもしなやかに快適に動けている気がしています。

　『元気をつくるシニアエイジの健康エクササイズ』に引き続いて、編集を担当してくださった太田明夫さんには、ミドルエイジの代表として様々なアドヴァイスをいただき、感謝の気持ちでいっぱいです。この本を通して、私のたくさんの教え子たち、息子や娘の世代に半世紀にわたる指導体験を伝えることができたら、こんな幸せはありません。

2009年8月15日　　　　　　　　　　　　　　　　　　　　　　　　　武井正子

目　次

まえがき　　　　　iii

第1章　運動器を使った健康づくり　　1
1. 「運動器」を知っていますか？　　2
2. 「運動器の10年」は世界的取り組み　　4
3. いつまでも自立し、寝たきりゼロをめざす　　5
4. 腰痛・肩こり・関節痛は、経済的・社会的損失を招く　　7

第2章　働きざかりの健康状態　　9
1. 働きざかりにしのびよる生活習慣病　　10
2. 増える中高年の肥満　　14

第3章　メタボリックシンドロームとは　　17
1. 「死の四重奏」（Deadly Quartet）　　18
2. 内臓脂肪型肥満になると　　19
3. メタボリックシンドロームの診断基準　　21
4. 特定健診・特定保健指導　　22
5. 男性の半数、女性は5人に1人が　　25

第4章　運動不足の自己診断　　27
1. 運動不足ではありませんか？　　28
2. 日常生活の身体活動レベルは？　　29
3. 1日にどれくらい歩いていますか？　　31
4. 太りすぎ？　それとも痩せすぎ？　　32
5. 体力の低下が気になりませんか？　　35

第5章　健康づくりにエアロビクス ——————————— 39
1．エアロビクスのやさしい科学 ——————————— 40
2．有酸素能力を高め、生活習慣病を予防する ——————— 42
3．運動量の自己管理——無理なく効果をあげるために ——— 49
4．安全に効果をあげる10か条 ——————————— 57

第6章　誰でもできる健康ウォーキング ——————— 59
1．重力に逆らって立ち上がり、歩くことでヒトになった ——— 60
2．情報収集しやすい速度で歩く ——————————— 61
3．歩くことへのこだわり——「気づき」からのアプローチ ——— 63
4．歩くための必要条件とは ——————————— 65
5．快適に歩くための気づきのレッスン ——————— 66
6．健康ウォーキングでメタボ予防 ——————————— 69
7．メタボ予防の減量は、食事コントロールと運動で ——— 76

第7章　リズミカルにエアロビックダンスを ——————— 81
1．ウォーキングしながら、からだを動かす ——————— 82
2．エアロビックダンスの基礎知識 ——————————— 84
3．エアロビックダンス入門 ——————————— 90
4．エアロビックダンスを創る楽しさ ——————————102

第8章　からだと心のリフレッシュタイム ——————105
1．働き疲れたからだを解放するレッスン ——————106
2．誰でもできるフェルデンクライス健康法 ——————108
3．肩こり・腰痛・膝痛予防レッスンで気をつけること ——124
4．肩こり予防のレッスン ——————————125
5．腰痛予防のレッスン ——————————128
6．膝痛予防の筋力アップとストレッチ ——————133

第1章

運動器を使った健康づくり

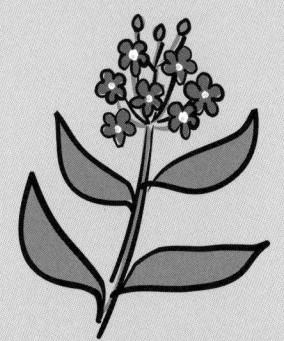

1 「運動器」を知っていますか？

からだのメカニズムから、気管や肺などを呼吸器、心臓・血管系を循環器、胃や腸などを消化器といいますが、「運動器」は、あまり、知られていないようです。

運動器（locomotive organs）とは、英語の locomotion が、移動・運動を意味しているように、座る、立つ、歩く、走るといったからだの動きを担う、筋肉、腱、靭帯、骨、関節、神経（運動、知覚）系などの総称です。これらの組織や器官は、互いに連携・連動し、運動器としての役割を果たしています。若い世代では、運動には、鍛えるというイメージが強いのですが、加齢や運動不足によって、筋力が衰え、姿勢が悪くなり、骨も脆くなってくると、腰痛、関節痛、骨折など運動器の障害が増え、身体活動量が減り、生活の質が低下していきます。症状が悪化すれば、要介護や寝たきりにならないとも限りません。2007年、高齢化率は22％を超え、それに伴って、支援・介護を必要とする人も2002年から2006年までに1.7倍に急増しました。このところ、「ロコモティブシンドローム」という言葉を耳にするようになりました。「運動器の障害によって、要介護になる危険性が高い状態」を指す新しい概念（言葉）として、2007年に日本整形外科学会によって提唱されたのですが、超高齢社会では、「ロコモティブシンドローム」の早期発見と予防や、進行を遅らせる運動の普及が緊急の課題になっています。

活動的な生活を送っている時、ヒトは、運動器に支えられて生きていることを忘れていますが、利便化した生活が続くと、運動不足が深刻になり、働き盛りの世代から、運動器の機能が低下し始めます。今、健康づくりの課題は、生活習慣病・メタボリックシンドロームの予防ですが、運動器の機能が低下すれば、効果をあげることができません。ミドルエイジの健康づくりは、メタボリックシンドローム予防とロコモティブシンドローム予防をともに進める必要があります。

先日、K市で中高年の市民向けに、「運動器を使って元気なスーパーオールドをめざす」というタイトルで講演することになったのですが、講演前に「その運動器は、いくらぐらいで購入できますか？」という問い合わせが何件かあったそうです。まだまだ、運動器をご存じない方が多いようです。

運動器を使った健康づくり — 1章

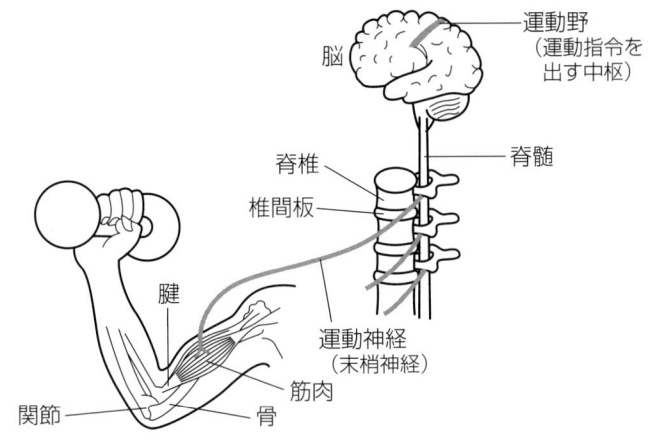

図1-1　運動器のしくみ

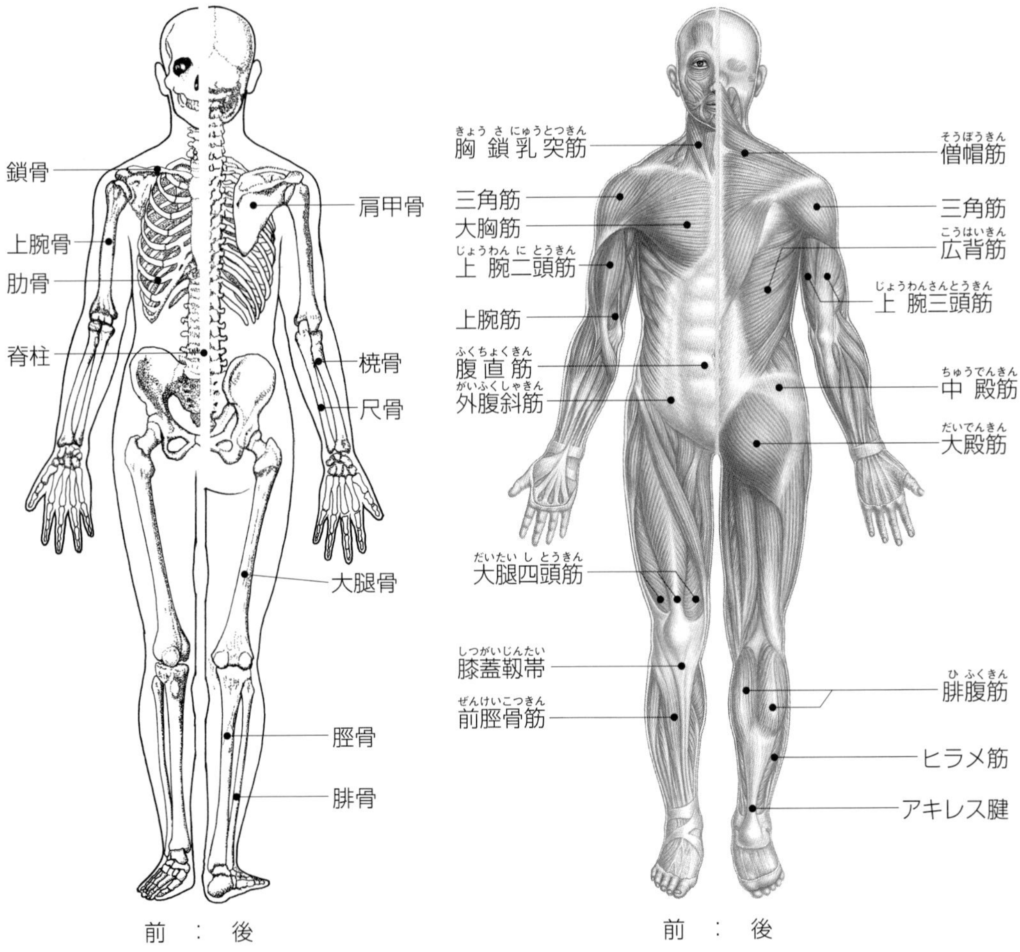

図1-2　全身の骨格と筋肉

2 「運動器の10年」は世界的取り組み

　「癌の10年」「脳の10年」に続いて、現在進められているのが、「運動器の10年」（2000〜2010）の世界的な取り組みです。1998年にスウェーデンの整形外科医の発案で始まった「Bone and Joint Decade」（骨と関節の10年）のキャンペーンは、1999年に国連の承認を得、翌年の2000年1月には、WHO（世界保健機関）で正式に発足が宣言されました。また、当時のアナン国連事務総長の「このキャンペーンは、多くの筋骨格系の疾患や障害に苦しむ人たちに恩恵があるだけでなく、社会・経済に及ぼす影響は計り知れない」との声明を受け、この運動は、またたく間に世界中に広がり、現在96カ国以上が参加していますが、その取り組みは、各国が協調・連携・情報交換をしながら、緩やかな結合のもとに各国の事情に応じて、それぞれ独自の運動を展開することになっています。

　日本では、「運動器の10年」と訳して活動することが決定され、整形外科学会などの学術団体、スポーツ団体、協賛団体などが連携して、この運動の普及・啓発活動を行なっています。「運動器の10年」のキャンペーンは、いつまでも自立し、生きがいと尊厳を持って人生を送るために運動器の重要性を理解し、適切に使い続け、機能を維持・改善するよう呼びかけています。また、研究者・医療関係者らによる「運動器の10年」の活動は、運動器の機能改善を広く社会にアピールするとともに、運動器疾患・障害の克服に向けた治療法や予防法の開発などの研究活動が、関係団体との連携のもと各地で着実に進められているようですが、癌や脳の10年ほど緊迫感がないため、一般の関心はそれほど高くありませんでした。

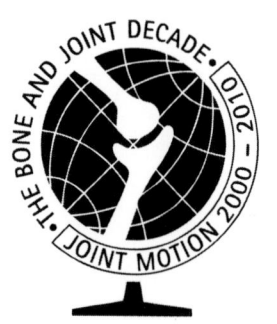

「運動器の10年」世界運動

　「メタボリックシンドローム」の特定健診・特定保健指導と同様に、近い将来「ロコモティブシンドローム」の早期発見と予防・改善の運動処方が一般化することを期待したいと思います。一人ひとりの、いつまでも自立した質の高い生き方（QOL）が可能になるように。

＊ロゴは「運動器の10年」世界運動のもの。運動は2010年の後も世界的に継続することが決まっており、同運動日本委員会でも継続することになっている。

3 いつまでも自立し、寝たきりゼロをめざす

●運動器は、肥満を解消し、呼吸・循環器系の機能を改善する

　高齢になるにしたがって、介護を必要とする人が増えていきますが、その原因は、1位が脳血管疾患、2位が高齢による衰弱、3位が転倒・骨折です。前期高齢者（65〜74歳）では、脳血管疾患が39％、次いで関節疾患が13％、後期高齢者（75歳以上）では、脳血管疾患と高齢による衰弱がそれぞれ20.4％、転倒・骨折が12.5％、関節疾患が約10％などとなっていて、介護を必要とする原因の多くが運動器に関係があることがわかります。前期高齢者で40％を占める脳血管疾患の多くは、脳卒中（脳出血や脳梗塞）で後遺症として意識障害、運動障害や言語障害などが残る可能性があります。最近では、脳梗塞が増えており、片麻痺などによって立つ、歩くなどの日常生活動作が不自由になり、要介護状態になる場合が少なくありません。脳卒中の基礎疾患は、高血圧、動脈硬化、糖尿病などの生活習慣病です。

　運動器を使わない、つまり運動不足が続くと、摂取エネルギーが一定であっても、消

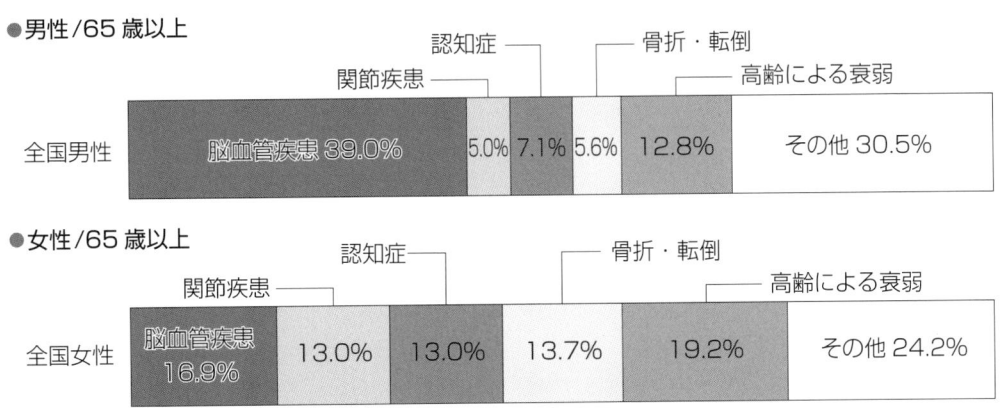

図1-3　介護が必要となった原因－運動器の機能低下が大半を占める
厚生労働省　国民生活基礎調査　平成16年　より武井作成

費エネルギーが減少するため、体脂肪が増えてきます。最近では、内臓周辺に脂肪が蓄積する内臓脂肪型肥満が生活習慣病の温床として注目されるようになりました。そこで、運動を習慣化して、消費エネルギーを増やし、肥満を解消することで生活習慣病を予防しようという取り組みが積極的に行なわれています。また、予防に留まらず、糖尿病や高脂血症などの改善に運動療法が取り上げられるようになってきました。運動器は適度に使い続けることによって、呼吸・循環器系の機能も維持し、生活習慣病の予防につながります。

● 骨粗鬆症を予防し、転ばないからだをつくる

「運動器の10年」では、運動器障害の病態に関する研究を主要な活動目標として掲げていますが、当面の対象としているのが、変形性膝関節症や関節リウマチなどの関節疾患、腰痛などの脊椎疾患、骨粗鬆症、子どもの運動機能障害などです。こうした研究が進み、予防法や治療法が明らかになると、どれだけ多くの人たちがその恩恵を受けることでしょう。

しかし、運動器である骨を丈夫にし、筋力をつけ、運動機能を向上させるには、どの

表1-1　ライフステージと骨粗鬆症の予防

ライフステージ		予防のポイント
10代～20代　〈骨の形成期〉	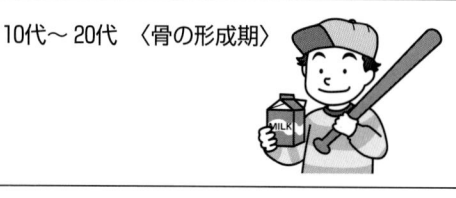	・偏食・欠食をしない ・元気に戸外で運動・スポーツを ・毎日、牛乳を飲む
30代～50代　〈骨の安定期〉	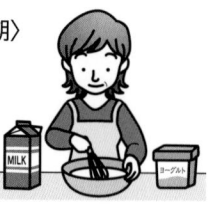	・バランスのよい食事をする ・カルシウムの摂取 ・適度な運動習慣 ・週末はアウトドアで過ごす
女性：更年期以降　〈骨の減少期〉 男性：65歳以上	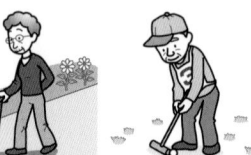	・カルシウムたっぷりの食事 ・バランスのよい食生活 ・戸外でウォーキング ・閉じこもらず、1日1回は、外出する ・転倒注意、骨折は寝たきりの条件

ライフステージでも適度の運動とバランスのとれた食事が大切です。要介護の原因に骨粗鬆症があります。骨粗鬆症は、転倒による骨折や腰痛・関節疾患の基礎疾患で、更年期以降の女性では、骨粗鬆症の罹患率が高く、加齢に伴って、転倒による骨折が増加します。骨細胞には、「造骨細胞」と「破骨細胞」があり、バランスをとりながら、入れ替わり、常に新しい骨をつくりあげているのですが、加齢に伴って「造骨細胞」の働きが低下してくると、骨形成が間に合わず、骨にスが入った状態になり、脆くなって、ちょっとしたことで、つぶれやすく、折れやすくなります。これが骨粗鬆症です。

女性では、更年期以降、女性ホルモンの分泌が急激に低下することによって、「造骨細胞」が減少し、骨粗鬆症が急速に進みます。女性では50歳代から骨粗鬆症が増加し、65歳以上では、2人に1人が骨粗鬆症といわれています。男性も高齢になると、骨量が低下しますが、女性よりもしっかりした骨格や筋肉を保持しているため、骨粗鬆症になる率は女性ほど高くありません。骨粗鬆症の予防は、女性の全ライフステージに関わる課題なのですが、今からでも、遅すぎることはありません。

4 腰痛・肩こり・関節痛は、経済的・社会的損失を招く

現代人の多くが、腰痛、肩こり、手足の関節痛を訴えています。病気やケガなどで自覚症状のある人を有訴者（入院、入所者を除く）といいますが、人口千人に対する割合（有訴者率）は、317.1で3人に1人が何らかの自覚症状を訴えていることになります。有訴者率は、年齢が高くなるにしたがって上昇し、65歳以上では、半数以上を占めています。自覚症状で最も多いのが、「腰痛」「肩こり」「手足の関節痛」で、特に腰痛の有訴者率は、95.4、肩こりは、91.6ですから、日本人の10人に2人、ざっと見積もって2000万人が腰痛や肩こりを訴えていることになります。

男女別では、いずれも女性に多く、女性は、肩こり、腰痛、手足の関節痛の順、男性は、腰痛、肩こり、手足の関節痛の順になっています。年齢別に見ると、肩こり、腰痛

は、35歳ごろから増え始めます。手足の関節痛は、65歳以上で急増します。高齢になると肩こりよりも腰痛や関節痛が増え、立つ、座る、歩くといった生活行動に支障のある人が増えてくるのは、納得できますが、24～34歳という若い世代で「肩こり」「腰痛」が増え始めているのには、驚かされます。

　ヒトが直立二足歩行するようになって、両腕は、肩からぶら下がる状態で動かさなければならず、腰や膝は、重い体重に耐えながら動かなければならないという宿命を背負ってきました。肩こり、腰痛、手足の関節痛といった骨格上の弱点は、ヒトの運動器がまだ進化の途上にあり、二足歩行に適応していないともいえます。生活が利便化する一方で、運動不足やからだの偏った使い方が日常化するにつれ、運動器の疾患や障害は、増加の一途をたどっています。このことは、医療や介護に要する経済的損失だけではなく、社会活動に積極的に参加できないことによる労働力の減少や働く意欲の減退など、社会的な損失も計り知れません。

表1-2　腰痛、肩こり、関節痛の男女別有訴者率（人口千対）

	総数	男	女
腰痛	95.4	82.0	107.9
肩こり	91.6	58.1	123.0
手足の関節痛	57.1	40.5	72.7

厚生労働省　国民生活基礎調査　平成16年　より

表1-3　腰痛、肩こり、関節痛の年齢別有訴者率（人口千対）

年齢	25～34	35～44	45～54	55～64	65～74	75～84
腰痛	66.4	84.1	104.1	128.7	174.4	215.9
肩こり	85.7	107.4	121.7	127.3	135.9	124.5
手足の関節痛	17.1	28.5	52.9	83.9	129.7	169.9

厚生労働省　国民生活基礎調査　平成16年　より

第2章

働きざかりの健康状態

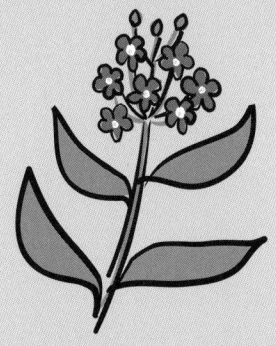

1 働きざかりにしのびよる生活習慣病

●生活の利便化が生む「運動不足病」

　1960年代にアメリカの整形外科医のクラウスと循環器内科のラープによって『運動不足病』という本が出版され、大きな反響を呼びました。「運動不足病」とは、日常的な身体活動量の低下、すなわち運動不足によって引き起こされる身体的・精神的障害であり、具体的には、肥満・糖尿病・高血圧症・虚血性心疾患などの内科的疾患や腰痛症・筋緊張症候群などの筋骨格系疾患、そして精神的なストレスや過緊張などによる精神・神経性疾患が挙げられています。最近、パソコンや携帯電話がさらに高機能・多機能になり、利用率は急上昇しています。生活のあらゆる面での利便化が進み、運動不足は、すべての年齢層で日常化しています。

　習慣とは、日常的に繰り返し行なわれる動作や行為を指しています。したがって、かなり意識しない限り、習慣を変えることはむずかしいのです。また、努力せずに楽にできることほど習慣になりやすく、階段よりもエスカレーターを使う、歩いて10分ほどの距離でもバスやタクシーに乗るなど、無意識のうちに運動不足の生活が定着してしまいます。運動不足だとわかっていても、よほどのこだわりがあるか、意志が強くなければ、立ったり、歩いたりなどの身体活動量は、瞬く間に減ってしまいます。それがあたりまえの生活になり、運動不足を感じることすら無くなってしまった時には、すでに「運動不足病」になっている可能性があるのです。

●日ごろの生活習慣が招きよせる疾病：生活習慣病

　近年、健康の維持・改善についての研究が進み、食事、運動、休養、喫煙、飲酒などの生活習慣が、病気の発症や進行に関与することがわかってきました。日ごろの過食や偏った食事、運動不足などの不健康な生活習慣が招き寄せる肥満、糖尿病（インスリン非依存型）、高脂血症、高血圧症、循環器疾患、肝臓疾患などを総称して生活習慣病といっています。どの疾患も初期には、ほとんど自覚症状がないままに進行するため、放

置していると、動脈硬化や高血圧が引き金になって、心筋梗塞や脳卒中など命に関わる重大な事態にならないとも限りません。しかもこれらの生活習慣病は、年々増え続け、患者数は、高血圧性疾患781万人、糖尿病247万人、脳血管疾患137万人、虚血性心疾患86万人で合計すると1,251万人になり、わが国の人口の約1割に相当します。東京都の人口（1,233万人、平成17年）を軽く超えていることになります。（厚生労働省　患者調査、平成17年）

　特に糖尿病、高血圧症、高脂血症などは、40歳代から増え始め、加齢に伴って急増していきます。そのうちの糖尿病については、平成14年に実態調査が行なわれていますが、治療中の人も含め、糖尿病を強く疑われる人は約740万人、可能性を否定できない人を含めると約1620万人にもなり、国民の8人に1人は、糖尿病、あるいは糖尿病予備群といっても過言ではありません。糖尿病も初期段階では自覚症状がないため、糖尿病を強く疑われる人のうち、検診を受けた人では、54.9％が治療を受けていましたが、検診を受けたことのない人で治療を受けているのは10.6％に過ぎません。糖尿病は、脳血管疾患や虚血性心疾患の危険因子であり、また、糖尿病性腎疾患で人工透析が必要になる、失明するなどの重大な合併症を併発する危険性があります。放置しておくと、それまでの生活習慣の「つけ」を突きつけられることになるかもしれません。

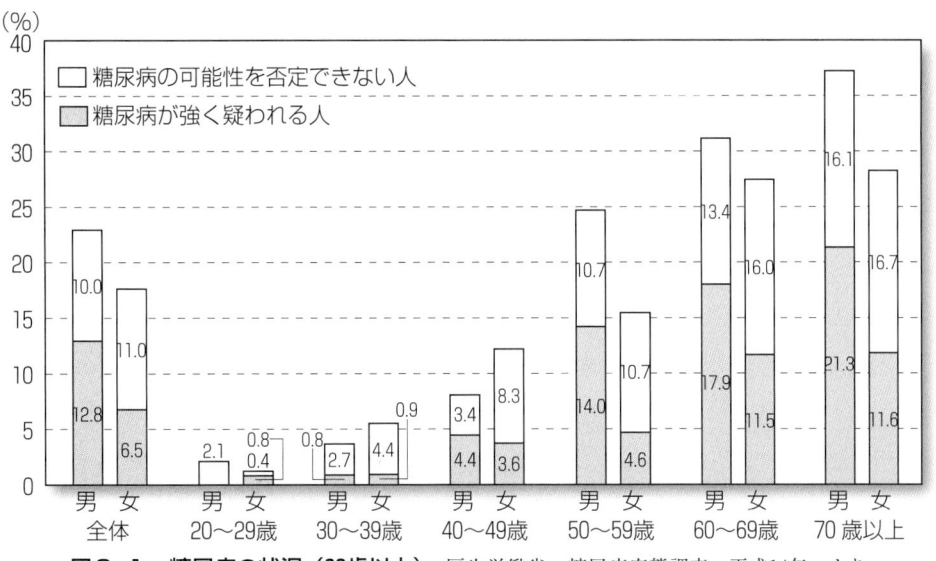

図2-1　糖尿病の状況（20歳以上）　厚生労働省　糖尿病実態調査　平成14年　より

● **働きざかりにそっと寄り添う動脈硬化**

　Kさん（47歳）は、外資系企業に勤務している中堅管理職です。学生時代は、スポーツマンできりっと引き締まったからだをしていましたが、連日の会議や打ち合わせに追われて、今ではほとんどスポーツをする時間もなく、いつの間にかBMIは32。春の健診で血圧が少し高め、血糖値もこれまでになく高いことがわかりました。気力も充実しているし、自分では、これといった自覚症状もありません。少し気になっているのは、肥満体型になってきたこと、夕食の時間が10時過ぎてしまうこと、とんかつ、から揚げ、焼き鳥など子どものときから肉類が好きで、食べ過ぎの傾向があることなどです。

　「少しは気をつけたほうがよいかな。」と思っていると「Kさん、気がつかないかもしれないけど、動脈硬化や糖尿病が、黙ってそっと寄り添ってきますよ。今のうちなら、間にあいます。さっさと逃げちゃいましょう。」健康管理室のN保健師さんの歯切れのよいこの一言でウォーキングを始めることになったKさん、朝の通勤時間に欠かさず30分、休日には、毎回コースを考えて、1～2時間できるだけ緑の中を歩くようにしています。

　もともとスポーツ好きなKさんは、「動脈硬化にそっと寄り添われたらかなわないよ」とばかり、ウォーキングを3ヵ月ほど継続したところ、少し体重も減り、動きやすくなってきたので、休日の散歩をサイクリングに切り替え、張り切っています。体型に変化が出ると、食事にも気をつけるようになり、社員食堂のメニューのカロリー表示も気になってきました。まだ、気力や体力をなんとか維持できている40歳代こそ、運動を切り口に生活習慣を見直すことができるのではないでしょうか。

● **運動を習慣化することの難しさ**

　図2-2は、運動習慣のある人の割合を示しています。ここでいう運動習慣とは、1回30分以上の運動を、週2回以上実施し、1年以上続けている状態を指します。男性で運動習慣があるのは、10人のうちの3人で30.7％ですが、40歳代（15.6％）、30歳代（16.5％）と働き盛りの年代でもっとも少ないのがわかります。女性は総数では28.2％ですが、20歳代（14.6％）、30歳代（14.0％）と運動習慣のある人が極端に少ないことがわかります。

　仕事についている女性も増え、年代的に子育て中でもあるので、運動習慣を持つこと

は難しいかもしれません。最近、子ども時代からの運動離れ、体力・運動能力の低下が問題になっています。子ども時代にたくさんの運動遊びをし、青少年期に豊富なスポーツ体験を持っていると、社会人になって、ある時期スポーツから離れても、何らかのきっかけがあれば、再び運動を始める率が高いのです。しかし、子どもの時から運動・スポーツがそれほど好きではない場合、運動習慣をつけるのは、そんなにたやすいことではありません。納得のいく動機づけがないと運動を始めてもなかなか継続できないのが実情です。

　運動習慣のある人は、男性では50歳代以降から、女性では40歳代から増え始めています。恐らく、この世代になると、肥満体型や健診の結果が気になり、主治医から運動を勧められたりして、少しは運動する気になる人が増えてきているのかも知れません。男女ともに60歳代で最も高く40％を超えています。健康に対する意識が高く、また、時間的に余裕のある年代だからでしょう。40歳代、せめて50歳代から運動習慣のある人がもっと増えれば、生活習慣病の1次予防が期待できると思うのですが……

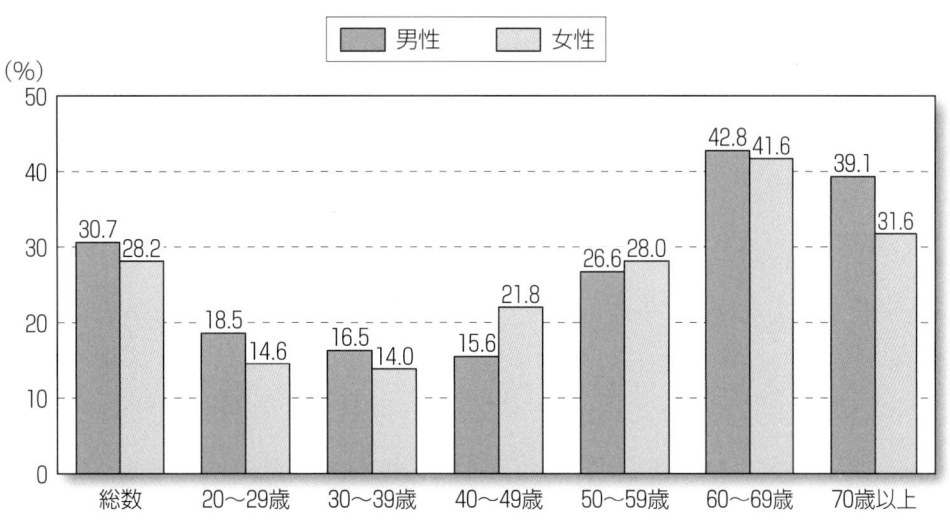

図2-2　運動習慣のある人の年齢別割合（20歳以上）

厚生労働省　国民健康・栄養調査　平成17年　より

2 増える中高年の肥満

●男性の3人に1人が肥満、2人に1人がメタボ予備群

　2000年に始まった「健康日本21」では、「適正体重を維持している人の増加」を目標に掲げ、2010年の到達目標として、「20～60歳代男性の肥満者（BMI 25以上）を現状24.3％から15％以下にする」「40～60歳代女性の肥満者を現状25.2％から20％以下にする」としていました。しかし、中間報告の時点で（2004年10月）減少するどころか、BMI25以上が男性では29.4％、女性では26.4％に増えてしまっています。

　BMI（Body Mass Index）とは、身長と体重から簡便に求められる体格指数で、1998年にWHO（世界保健機関）が、世界的に増え続けている肥満に関する報告書の中でBMIに基づく肥満の分類を提唱しました。BMIによる肥満の分類は、単純でありながら、膨大な統計資料と臨床データに裏づけられており、肥満の国際的な比較や経年的な変化、あるいは、健康施策の影響を見るためなどに広く使われています。BMIは、体重(kg)を身長(m)の2乗で割って求めますが、肥満の判定基準により、BMI25以上は、肥満と判定されます。

　厚生労働省の「平成17年国民健康・栄養調査」によりますと、BMI25以上で肥満と判定された人は、男性のいずれの年齢でも20年前（昭和60年）、10年前（平成7年）と比べて増加しており、40～60歳代の働き盛りの3人に1人、特に40歳代では、34.1％が肥満と判定されています。40歳代からは、血糖値、コレステロール値、血圧などが高くなってきます。今、注目されているメタボリックシンドロームでは、内臓脂肪型肥満に高血糖、高血圧、高脂血が重なるとそれぞれの値はそれほど高くなくても、動脈硬化が進むことが懸念されており、腹囲：男性85cm以上、女性90cm以上を内臓脂肪型肥満の診断基準にしています。40歳以上の男性では、腹囲85cm以上が55.4％を占めています。そのうちの30.3％はBMI25以上です。やせ志向の女性でも、40歳以上になると腹囲90cm以上が24.2％、かつBMI25以上は17.7％、60歳以上では、20％を超えています。（図2-3、2-4）

2章 働きざかりの健康状態

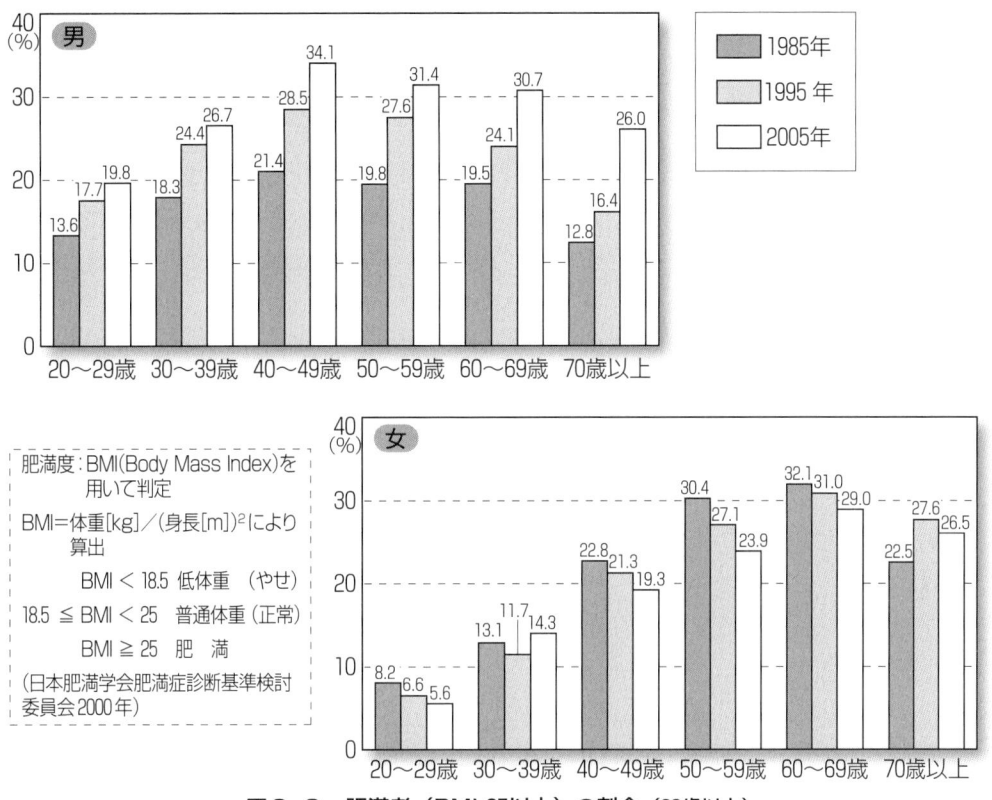

図2-3 肥満者（BMI 25以上）の割合（20歳以上）

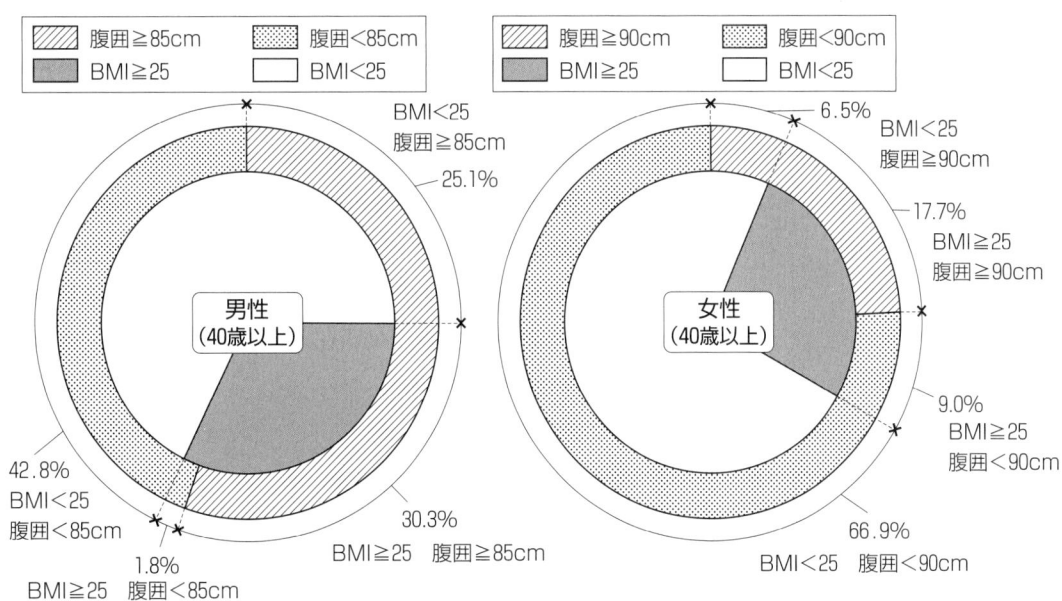

図2-4 BMIと腹囲計測による肥満の状況

● 女性の低体重（やせ）群は、介護予備群？

　女性では、肥満者が20年前、10年前と比較して、減少傾向にある一方で、10歳代後半～30歳代の若年女性では、BMI18.5未満の低体重（やせ）と判定される人が約20％を占めています。また、40歳代での低体重も増え始めています。低体重では、質・量ともに十分な栄養を摂取できていない可能性が高く、貧血、便秘、月経異常、冷え性、低血圧など体調不良の状況にある場合も少なくないのです。すでに骨粗しょう症の予備群もいるはず。低体重が改善されないまま、更年期を迎えるとすれば、事は重大になります。男性に比べ筋量の少ない女性では、転倒すれば、骨折の危険度が高く、要支援・介護となる可能性が高いのです。若い年代で運動習慣のある女性は、15％に満たないのですから、多くの女性が、運動習慣がないまま、歳を重ねていくことになれば、体力は低下する一方です。食生活を見直し、運動習慣をつけ、高齢になっても介護を必要とせず、いつまでも自立した生きがいのある人生を送って欲しいと思います。（図2-5）

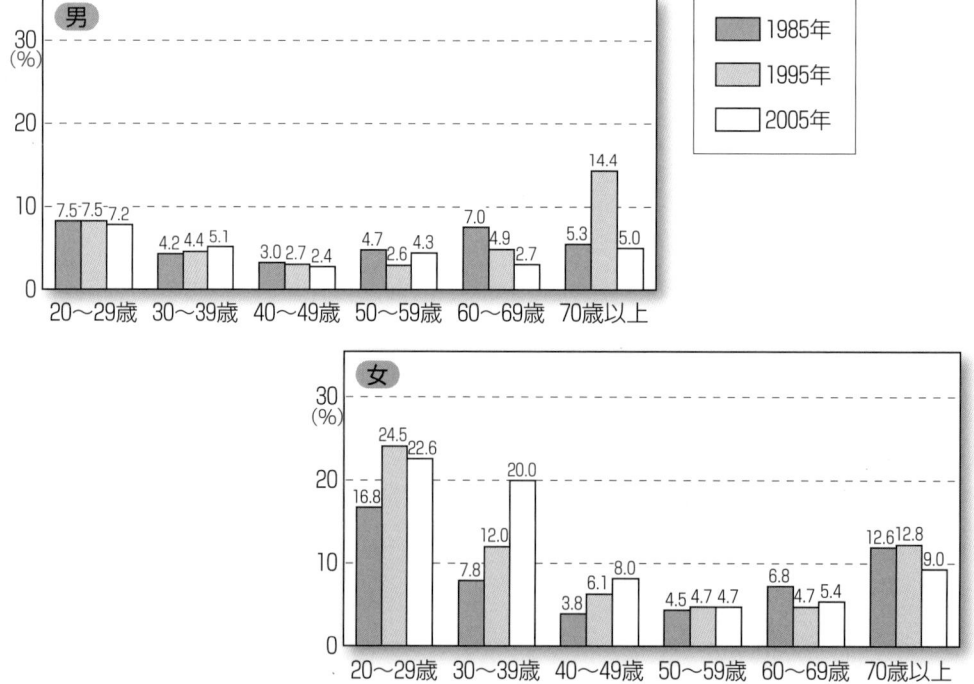

図2-5　低体重（やせ）者（BMI18.5未満）の割合（20歳以上）

第3章

メタボリックシンドロームとは

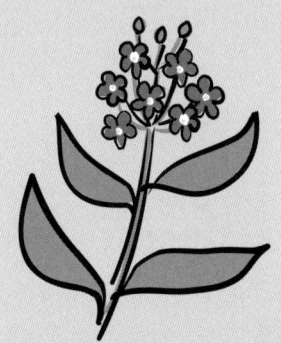

1 「死の四重奏」（Deadly Quartet）

　内臓脂肪の蓄積が、要因になって起きる代謝異常を「メタボリックシンドローム」といいます。わかりやすく「内臓脂肪症候群」ということもあります。

　わが国では、心筋梗塞や脳卒中などの動脈硬化の進行によって引き起こされる循環器系疾患は、加齢に伴って患者数が増えるだけでなく、死因の約3割を占めています。これまで、動脈硬化を予防するために注目されてきたのが総コレステロールやLDLコレステロール値を下げることでした。

　ところが、研究が進むにつれ、「内臓肥満、高脂血症、高血糖、高血圧」といった動脈硬化の危険因子を一人で複数抱えている状態が注目されるようになり、それぞれの値はそれほど高くなくても、こうした危険因子が重なると、動脈硬化が急速に進み、その結果、「心筋梗塞」や「脳梗塞」といった生命に関わる重大な病気につながる可能性が、非常に高くなることが指摘されるようになったのです。

　その危険性は、「内臓肥満、高脂血、高血糖、高血圧」を弦楽器の第1、第2バイオリン、ビオラ、チェロの各パートに例え、奏でられるメロディは、死を予感させる弦楽四重奏をイメージさせることから、危険因子を複数抱えている状況を「死の四重奏」（Deadly Quartet）と称するようになりました。国内の研究でも、内臓肥満、高脂血症、高血糖、高血圧のうち、3つ以上が重なると、まったく無い人に比べて、心臓の冠動脈疾患のリスクが30倍にもなるという結果も報告されています。

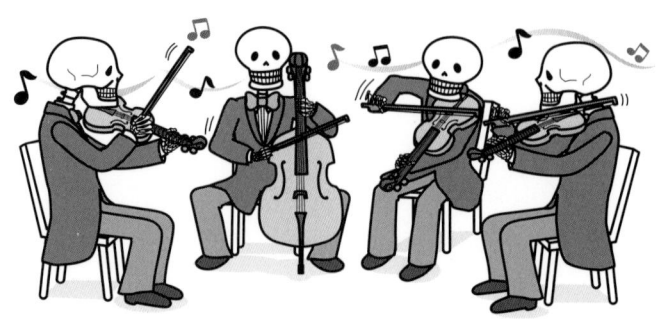

② 内臓脂肪型肥満になると

● 内臓脂肪型肥満と「アディポサイトカイン」

　内臓脂肪を構成する脂肪細胞は、エネルギーを蓄える働きの他に「アディポサイトカイン」と呼ばれる多彩な生理活性物質を分泌し、体内の機能をコントロールする役割を担っていることがわかってきました。「アディポサイトカイン」には、インスリンの働きを活性化し、血管壁を柔軟に保つ善玉の「アディポネクチン」や、血栓を作りやすくする悪玉の「PAI-1(パイワン)」、インスリンの働きを低下させ血糖値を上昇させる「TNF-α」、食欲の抑制やエネルギー代謝の増大に関わる「レプチン」などがあります。

　これまでの研究によって、内臓脂肪が蓄積すると、これら生理活性物質が分泌異常を起こし、悪玉の物質が増えることで動脈硬化を進行させ、心筋梗塞や脳梗塞、糖尿病などの合併症を引き起こすことがわかってきたのです。

● 内臓脂肪が増えると、高脂血症になる

　からだを動かすためのエネルギーが必要になると、脂肪細胞は、遊離脂肪酸などに分解されて、肝臓に運ばれ、たんぱく質と結びつき「VLDL」（超低比重リポタンパク）という形に変えられて血液中に溶け込みます。VLDLは、さらにリポ蛋白リパーゼという酵素によって中性脂肪に分解され、エネルギーとして使われます。実は、VLDLが分解する時、血管壁のコレステロールを取り除く働きをする善玉のHDLコレステロールや血管壁に入り込んで動脈硬化を起こす悪玉のLDLコレステロールもつくられています。したがって、LDLが一定量以下であれば、LDLが血管壁に入り込んでも、HDLが血管壁からコレステロールを運び出してくれるので、動脈硬化は進みません。ところが、内臓脂肪が過剰にたまってくると、肝臓に送られる遊離脂肪酸の量が増え、肝臓では、VLDLが多量につくられますが、リポ蛋白リパーゼの働きが低下するため分解できず、血液中の中性脂肪の量が増えることになります。また、HDLも十分に作ることができません。つまり、内臓脂肪が増えると、中性脂肪が多く、HDLの少ない高脂血症になってしまうのです。同時に血管壁にはコレステロールがたまり、動脈硬化がすすんで、血管が次第に狭くなり、心筋梗塞や脳梗塞を起こしやすくなっていきます。

19

●内臓脂肪が増えると、インスリン抵抗性が高まり、血糖値が上がる

　内臓脂肪が過剰に増えると、血液中の糖の量が増えます。ところが、逆にインスリンの働きをよくするアディポネクチンの分泌が少なくなり、インスリンの働きが低下するため、血液中の糖をうまく処理できなくなります。この状態を「インスリン抵抗性」といいます。したがって、糖は、エネルギーとして利用されないままに余っていき、血糖値が上がります。また、アディポネクチンの減少によって、血管壁は、柔軟性を失い、動脈硬化が進むことになります。

●内臓脂肪が増えると、動脈硬化が進み、血圧が高くなる

　血管の壁は、加齢とともに少しずつ硬くなっていきますので、血圧も少しずつ上がっていきますが、体質や塩分の過剰摂取、喫煙、ストレスなどのさまざまな生活習慣がそれに拍車をかけます。内臓脂肪が増えると、アディポネクチンの分泌量が減り、血管はさらに弾力性を失い、動脈硬化が進みます。また、インスリン抵抗性によって、ナトリウムの排泄が低下すると、体内のナトリウム濃度を一定にしようとして血液の水分量が増えます。弾力性を失って、広がりにくくなった血管に血液が流れ込むと血管の壁にかかる圧力が高くなり、血圧が上がります。また、内臓脂肪が増えると、血管を収縮させる物質（アンジオテンシノーゲン）がつくられ、血圧はさらに高くなるのです。

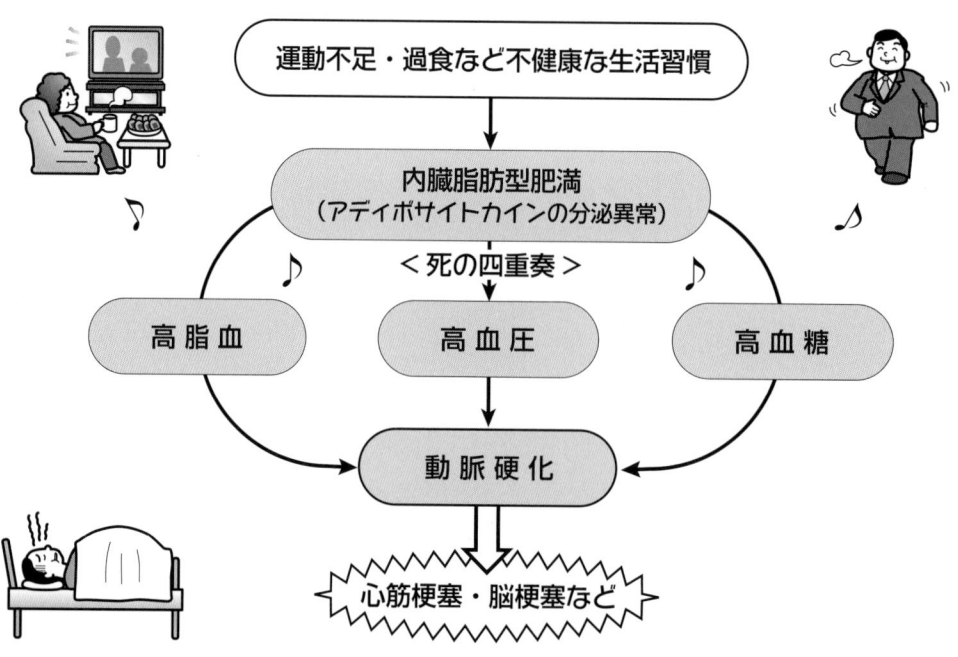

3 メタボリックシンドロームの診断基準

　1999年には、WHO（世界保健機関）が「メタボリックシンドローム」の診断基準を提示したことで、メタボリックシンドロームは国際的な注目を集めるようになりました。2001年には米国コレステロール教育プログラム、2005年には国際糖尿病連合（IDF）などが診断基準を提示しています。国内でも日本動脈硬化学会、日本糖尿病学会、日本肥満学会など8学会が合同で日本における診断基準を発表しています。それぞれ数値に若干のちがいはありますが、項目はほぼ同じで、内臓脂肪型肥満（腹部肥満、または、中心性肥満）、高血糖、脂質代謝異常、高血圧を上げています。

　日本のメタボリックシンドロームの診断基準は、次の通りです。

①内臓脂肪の蓄積：

　　腹囲　男性85cm 以上、女性90cm 以上　（女性は皮下脂肪を考慮）

　　＊男女の腹囲は、内臓脂肪面積100cm²に相当する。

②上記に加え、以下のうち2項目以上

・脂質代謝異常：中性脂肪150mg/dℓ 以上

　　　または、HDL コレステロール40mg/dℓ 未満

・高血糖：空腹時血糖　110mg/dℓ 以上

・血圧：収縮期血圧　130mmHg 以上　または、拡張期血圧　85mmHg 以上

4 特定健診・特定保健指導

●健康診断を受けていますか？

　疾病の早期発見は、もちろん重要ですが、生活習慣病を予防し、健康で安心して日常生活を送るためにも「自分の健康状態を知る」ことは大切なことです。しかし、20歳以上で過去1年間に健康診断や人間ドックを受診した人は、60.4％に過ぎません。勤務先で健康診断を受ける機会のある人の受診率は、75.3％ですが、「仕事なし」では半数以下（49.2％）になり、気がかりなのは、専業主婦の人たちで47.9％しか受診していません。

　受けなかった理由については、「心配な時はいつでも医療機関で受診できるから」（29.6％）、「時間がとれなかったから」（24.5％）、「面倒だから」（17.5％）、「費用がかかるから」（15.3％）が上位を占めています。働き盛りの世代で多いのが「時間がとれなかったから」、55歳以上になると「いつでも医療機関で受診できるから」と症状が出てからの対応が多くなっています。定年退職後の人たちも自主的に受診しない限り、「自分のからだを知る」せっかくのチャンスを逃すことになります。あなたは、自分の健康状態を把握していますか？

●メタボの診断基準に着目した特定健康診査項目

　会社や保健所などで集団を対象として実施される健康診断は、スクリーニングテストといわれ、病気の診断が目的ではなく、健康上の問題が「ある」か「ない」か、ふるいわけする検査といえます。身長、体重などの身体計測、尿検査、血圧測定、胸部レントゲン撮影などがおこなわれ、これまでは、35歳あるいは45歳以上に対して生活習慣病の検診として胃のレントゲンや心電図、血液検査が実施されていました。

　ところが、平成20年度からは、医療保険者に40～74歳を対象とした特定検診・特定保健指導が義務化されました。メタボリックシンドロームの診断基準に着目した健診を行い、その結果、診断基準に該当した人を対象に保健指導を行ない、生活習慣病の予防と改善を目指すことにしたのです。特定健康診査項目の身体計測では、身長、体重に新たに腹囲が追加されました。内臓脂肪型肥満をチェックするためです。身長、体重からは、肥満度や標準体重、ＢＭＩなどを求めることができます。診査項目は、血液検査や尿検

査、医師が必要と認めた場合には、心電図、眼底検査などが実施されます。健診結果については、メタボリックシンドロームのリスクに応じて保健指導対象者の選定・階層化が行われ、食生活や運動についての指導が実施されることになります。健診の結果が「異常なし」であっても、1年間、健康が保証されるわけではありません。検査値の見方を別表にしてありますので、前回と比較し、日常の健康管理や異常の早期発見に役立ててください。

表3-1　特定健康診査の主な検査項目と検査値の見方など

検査項目			内容など
診　察	問　診	○	日ごろの健康状態、生活習慣についての質問票
	計　測	○	身長、体重（肥満度、標準体重）、腹囲
	理学的所見	○	身体診察
	血　圧	○	最高血圧、最低血圧、脈拍
	心機能	●	12誘導心電図
	眼底検査	●	

検査項目			検査値の見方など	基準値
脂質代謝	中性脂肪	○	体内にある脂質の一種。からだを動かすエネルギーの素になる。消費量に対して摂取量が多いと、皮下や内臓に蓄積され、肥満や脂肪肝の原因になる。総コレステロール値とあわせて診断する。値が高いと動脈硬化、糖尿病、高脂血症、脂肪肝、低いと、重症肝障害、低栄養。	40～149(mg/dℓ)
	HDL-コレステロール	○	善玉コレステロールといわれ、動脈硬化を防ぐ。値が低いと動脈硬化、糖尿病。運動で増加し、喫煙や肥満で減少する。	40～99(mg/dℓ)
	LDL-コレステロール	○	悪玉コレステロールで、血管の壁に付着し、動脈硬化を起こす。動脈硬化が進むと、心筋梗塞、脳梗塞などの危険性が増す。	139未満(mg/dℓ)
肝機能	AST(GOT)	○	アミノ酸をつくる酵素の1つで、心筋、筋肉、肝臓などの細胞に含まれる酵素。これらの臓器の細胞が壊れると、血液中に出てくる。肝機能のほか、心筋梗塞、筋肉の病気でも値が高くなる。	8～39(IU/ℓ)
	ALT(GPT)	○	特に肝臓の細胞に含まれている酵素。急性肝炎、慢性肝炎、脂肪肝、肝硬変など肝疾患で値が高くなる。	5～39(IU/ℓ)
	γ-GTP	○	たんぱく質を分解する酵素で、腎臓、膵臓、肝臓に多く含まれている。特にアルコール性の肝障害に敏感に反応し数値が高くなる。胆道閉塞でも値が高くなる。	男9～59(IU/ℓ) 女2～39(IU/ℓ)

次ページにつづく

検査項目			検査値の見方など	基準値
糖代謝	空腹時血糖	▲	血液中のブドウ糖の濃度。食後に測定すると高くなるので、空腹時で測定する。インスリンの作用不足で血糖値の高い状態が続くのが糖尿病。	70～109(mg/dℓ)
	ヘモグロビンA1c	▲	赤血球中にあり、酸素を全身に運搬するヘモグロビンと血液中のブドウ糖が結合したもの。受診直前の食事等の影響はなく、過去1～2ヶ月の血糖の平均的な状態を反映している。血糖値が正常でもこの値が高いと糖尿病が疑われる。	4.5～5.8(%)
血液一般	ヘマトクリット	●	血液中の赤血球の占める体積の割合。低いと貧血、高いと多血症（赤血球をつくる骨髄の組織が異常に増殖する病気）。脱水症状でも高くなる。	男40～51.9(%) 女33～44.9(%)
	血色素量	●	赤血球中の血色素（ヘモグロビン）量。酸素を全身に送る働きをする。高いと多血症、脱水症状の疑い。低いと貧血、出血。	男13.5～17.4(g/dℓ) 女11.5～15.4(g/dℓ)
	赤血球数	●	赤血球の数が少なくなると、酸素の運搬能力が低下する。低い値は、貧血。胃潰瘍、子宮筋腫など出血の可能性あり。高いと多血症の疑い。	男420～599(万個/μℓ) 女380～499(万個/μℓ)
	白血球数	●	体内の炎症の有無。細菌感染症、白血病、悪性腫瘍の転移などで増加、一部の血液疾患などで減少	3500～8900(個/μℓ)
尿一般・腎機能	尿蛋白	○	腎臓に異常があると、尿中に大量に出てくる。ただし、発熱や運動後、疲れがひどい時なども一時的に出ることがある。陽性（+）だと腎炎、腎臓障害の疑い。	陰性(-)
	尿糖	○	インスリン量が減少したり、作用が十分でなくなると、血糖値が高くなり、尿中にも糖が排泄される。陽性（+）だと糖尿病、腎性糖尿、肝機能障害の疑い。	陰性(-)
心機能		●		
眼底検査		●		

註：医療機関によって基準値が多少異なる。疑われる主な疾病はあくまでも目安なので、診断結果は医師に相談すること。

○　健診対象者全員が受診する基本的な健診項目
●　医師が必要と判断した場合の健診項目
▲　いずれかの項目の実施でよい

5 男性の半数、女性は5人に1人が

　厚生労働省の「国民健康・栄養調査」（平成17年）から、メタボリックシンドロームの状況を見ますと、メタボリックシンドロームが強く疑われる者（Ⅰ）及び予備群（Ⅱ）は、40～74歳の男性でそれぞれ25.5％と25％であわせて50.5％、2人に1人が該当します。一方、女性は、10.3％と9.5％であわせて約20％、5人に1人であることがわかりました。また、40～74歳の人口から求めると、メタボが強く疑われている人は、約920万人、予備群は約980万人、合わせて約1900万人であると推計されています。

　強く疑われる者とは、診断基準の腹囲以外に3項目中（中性脂肪、血糖、血圧）2項目に該当する人であり、予備群とは、腹囲以外に3項目中1項目に該当する人をいいます。年齢的には、男女とも30歳代から強く疑われる者（Ⅰ）が増え始めています。男性は、40歳代になると、予備群（Ⅱ）も20％を超え、ⅠとⅡをあわせると約36％で3人に1人がメタボである可能性が出てきます。50歳代になると、Ⅰに該当する人が10％も増え、ⅠとⅡをあわせて、50％以上になります。40歳代からの特定健診・特定保健指導が実施されることによって、この状況が少しでも改善されること期待したいものです。

　女性は、50歳代でもⅠが6％、Ⅱが9％程度であり、あわせて15％に過ぎません。ただし、60歳代・70歳代とⅠの該当者が倍増します。ⅠとⅡをあわせると、60歳代では約27％で4人に1人、70歳代では30％を超え、3人に1人が該当することになります。

　メタボリックシンドロームの該当者が男性50％に対し、女性は20％程度とされていますが、女性は、洋梨型肥満が多く、下半身に脂肪が付きやすい傾向があります。これまで、長年にわたって、女性の健康・体力づくりに関わってきた経験から、更年期以降の女性の肥満は、男性のように腹囲に偏った脂肪の付き方ではないため、腹囲がそれほど無くても、高血圧、高血糖、高脂血症の2つ以上を抱えている場合が少なくありません。女性にとって、腹囲90cm以上という診断基準は少し寛大すぎるのではないでしょうか。ちなみにWHOの診断基準は、男性：ウエストヒップ比＞0.90　女性：ウエストヒップ比＞0.85　または、BMI＞30　としていますし、男性：腹囲105cm以上、女性：腹囲88cmという診断基準を出しているところもあります。今後、データなどの蓄積によっ

て診断基準の検討が必要かもしれません。

　また、20～30歳代の女性では、低体重が20％を占め、40歳代以降にもその傾向が移行しつつあります。低体重の世代は、更年期以降の骨量・筋量の低下が懸念されますが、メタボリックシンドロームは、大丈夫なのでしょうか？

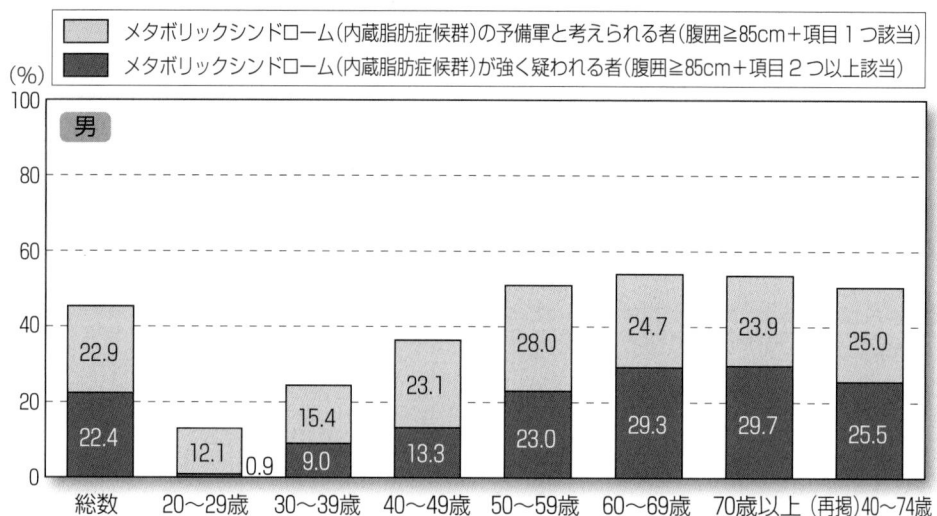

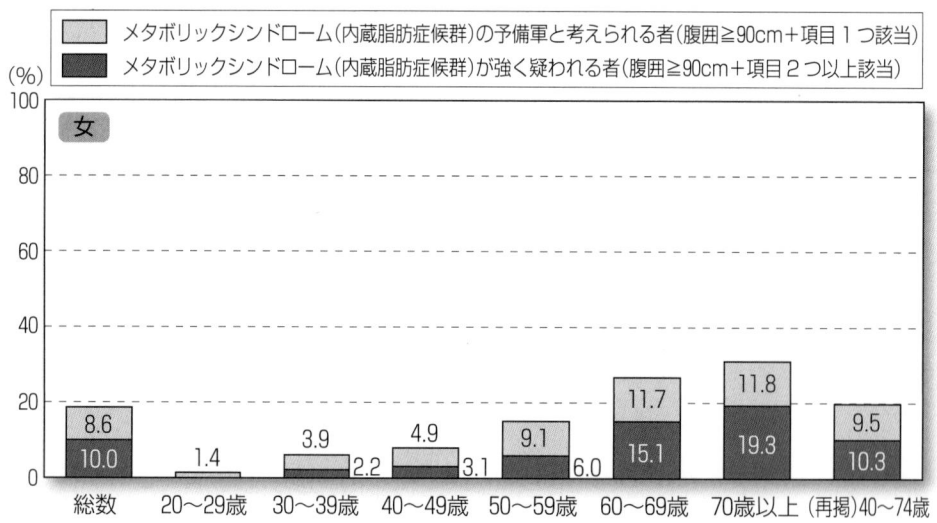

図3-1　メタボリックシンドロームの状況（20歳以上）
厚生労働省　国民健康・栄養調査　平成17年　より

第4章

運動不足の 自己診断

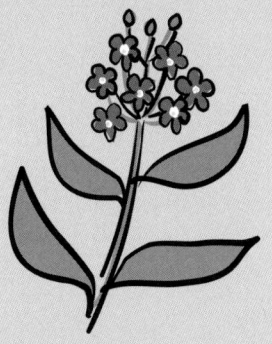

1 運動不足ではありませんか？

　運動不足を感じている人が増えています。「どんなことで運動不足を感じるか」聞いてみますと「体重が増えてきた」「お腹が出てきた」「階段を上る時、足が上がらず、すぐ息切れする」「動きに切れがない」などという答えが返ってきます。運動不足は、肥満につながるだけでなく、体力も低下していきます。筋力が落ちると、立ち上がったり、歩いたりするたびに自分の体重を持ち上げ、移動させるのに苦労しますし、からだは硬くなり、すばやく動くことができなくなります。バランス能力も低下します。ちょっとしたことで躓き、転びやすくなるかもしれません。また、スタミナ（全身持久力）がなくなって、すぐ息切れしてしまうでしょう。運動不足度をチェックしてみましょう。

●日常生活の運動不足度チェック（武井作成／回答は、左から3点、2点、1点）

　①毎日、合計して30分以上歩いている。　　　　　（はい、時々、いいえ）
　②座っているよりも動いていることが多い。　　　（はい、どちらともいえない、いいえ）
　③1日に1回は、体操やストレッチをする。　　　（毎日、週に2〜3回、いいえ）
　④エスカレーターより階段を使う。　　　　　　　（はい、時々、迷わずエスカレーター）
　⑤ズボンやスカート、靴下は立ってはく。　　　　（いつも、時々、いいえ）
　⑥よい姿勢を心がけている。　　　　　　　　　　（いつも、時々、いいえ）
　⑦歩くのは、速いほうである。　　　　　　　　　（はい、年齢相応、いいえ）
　⑧休日でも外出することが多い。　　　　　　　　（はい、時々、いいえ）
　⑨家ではなんとなく横になることがある。　　　　（いいえ、時々、いつも）
　⑩立って前屈した時、手先が床につく。　　　　　（はい、膝より下、膝まで）

表4-1　運動不足度　チェック表（合計でチェックします。）

30〜26点	A	とても活動的です。ハナマルです。
25〜21	B	かなり活動的な生活です。この調子で！
20〜16	C	これ以上気を抜かないようにしましょう。
15〜11	D	運動不足です。体力の低下、肥満に注意。
10点以下	E	かなり運動不足です。がんばって！

2 日常生活の身体活動レベルは？

通常の1日24時間の過ごし方で身体活動レベルをチェックしてみましょう。

①できるだけ、詳細に1日の生活を思い出して、寝ている時間、座っている時間、立っている時間、歩いている時間に分類します。

　　横になっている時間（睡眠時間ほか）……………………………（　　時間）
　　座っている時間（デスクワーク、電車、車の運転、テレビ、食事など）…（　　時間）
　　立っている時間（立ち仕事、店での買い物、ゆっくり散歩、電車ほか）…（　　時間）
　　歩いている時間（通勤などさっさと歩く、運動・スポーツなど）…………（　　時間）
　　　　　　　　　　　　　　　　　　　　　　　　　合計　　24時間

②寝ている時間の消費エネルギー（基礎代謝）を1.0として、それぞれの活動強度別に費やした時間の活動量を計算し、合計して、24時間の活動量を求めます。

　　　　　1時間当たりの身体活動強度　　時間　　　活動量
　横になっている時間　　1.0　×（　　　）＝（　　　　）
　座っている時間　　　　1.5　×（　　　）＝（　　　　）
　立っている時間　　　　2.5　×（　　　）＝（　　　　）
　歩いている時間　　　　4.5　×（　　　）＝（　　　　）
　　　　　　　　　　24時間の活動量　　＝（　　　　）

③1時間平均活動強度を求めます。

　　24時間の活動量（　　　）÷24＝（　　　　）＝1時間平均活動強度

④表4-2（次ページ）で、自分の身体活動レベルを評価しましょう。

　　　　　　　　　　　　　┌──────────────┐
　　　　　　　　　　　　　│　身体活動レベル　　│
　　　　　　　　　　　　　└──────────────┘

表4-2　身体活動レベル評価表

身体活動レベルⅠ（低い）	身体活動レベルⅡ（普通）	身体活動レベルⅢ（高い）
平均活動強度 1.50（1.40〜1.60）	平均活動強度 1.75（1.60〜1.90）	平均活動強度 2.00（1.90〜2.20）
日常生活の大部分を座位で過ごす。	デスクワークなど座位の生活が中心だが、移動や立位の仕事、通勤・買い物・家事・軽いスポーツなどを行なうこともある。	立位や移動の多い仕事が中心、あるいは、スポーツをする習慣があり、活動的な生活をしている。

　1日の大半を座って過ごす生活は、当然運動不足で体力が低下し、足腰が衰えて日常生活に支障が出てきます。肥満にもなりやすいし、ストレスを解消することもできません。1日に1度は、外に出て、少しでも歩くようにしましょう。運動器を使わない生活が続くと、「ロコモティブシンドローム」（2頁参照）になる可能性があることに気づいてください。

　身体活動レベルⅡで安心してはいけません。多くの人がレベルⅡ（ふつう）で活動的とはいえない生活を送っているのが現状です。エネルギー消費量を増やすためには、身体活動レベルを上げること、つまり、できるだけ、こまめに体を動かし、歩くときもさっさと歩く、出来るだけ階段を使う、仕事の合間に軽い体操や筋力アップの運動を行なうなどを心がけることです。中高年になると、健康状態や体力の低下が気になります。息切れせずに続けられるような身体活動（掃除、洗車、子どもの世話、犬の散歩など）やウォーキング、軽スポーツなどを気軽に始めてみると、いつの間にかエネルギー消費量が増し、エネルギーの収支バランスがとれるようになるはずです。運動不足度のチェック項目に改善が見られたら、1歩前進です。

　身体活動レベルⅢは、活動量は高くても、腰痛や関節痛などを起こすことがあります。バランスのとれたからだづくり、健康づくりを心がけましょう。

3 1日にどれくらい歩いていますか？

　2000年（平成12年）にスタートした「健康日本21」（21世紀のおける国民健康づくり運動）は、生活習慣病やその原因になる生活習慣の改善をめざして、10年後の達成目標として具体的な数値をあげ取り組んできましたが、2007年に中間評価報告書が出されました。それによりますと、改善傾向にある項目もある反面、中高年男性では高血圧症や糖尿病などの有病者数、20～60歳代の男性肥満者の割合、日常生活における歩数など、設定時のベースライン値に比べて、改善どころか悪化している項目も見られています。身体活動・運動の分野では、日常生活における歩数の増加を「今より1000歩」増やすことを目標値にしてきました。表4－3は、健康日本21「日常生活における歩数の増加」の達成状況を2000年のベースライン値、中間実績値、目標値で示しています。中間調査では、男性、女性、高齢者いずれも2000年のベースライン値より減少していますが、女性の歩数が、より減少しているようです。

　ところで1日にどれくらい歩いていますか？　歩数計をつけて確認しましょう。平均的な1日の歩数をベースライン値として、「自分は運動不足だ」と思う人は、3ヵ月後の目標を「今より1000歩増やす」では、いかがでしょう。3ヵ月にした理由は、世の中には三日坊主が多く、また、長期目標では、達成率が低下しますが、3ヵ月継続できた人は、長期に継続する率が高いのです。歩数計を持っていますか？　引き出しにしまいこんで電池切れになっている場合が少なくありません。とりあえず、電池を入れて使うもよし、この際「心機一転」という人は、機能、デザイン、価格などさまざまな歩数計がありますので、新しく購入されるのもよいかと思います。毎日の歩数を手帳に記録したり、パソコンで管理したり自分にあった方法で記録すると継続率が上がります。

表4-3　健康日本21「日常生活における歩数の増加」の達成状況

対　　象	ベースライン値(2000)	中間実績値(2005)	目標値(2010)
男性	8,202歩	7,532歩	9,200歩以上
女性	7,282歩	6,446歩	8,300歩以上
男性(70歳以上)	5,436歩	5,386歩	6,700歩以上
女性(70歳以上)	4,604歩	3,917歩	5,900歩以上

厚生労働省：健康日本21中間評価報告書　2007より

4 太りすぎ？ それとも痩せすぎ？

●BMIから肥満度を求める

　肥満とは、脂肪組織が過剰に蓄積している状態ですが、体脂肪量を正確に測定するのは容易なことではありません。最近よく使われているのが、身長と体重から簡便に求める方法BMI(Body Mass Index)＝体格指数で、体重(kg)÷身長(m)÷身長(m)で計算し、表4-4肥満の判定基準で、BMI＝25以上は肥満と判定されます。

　また、統計的に見て、最も疾病にかかることに少ないBMI＝22を標準値として、次の計算式で標準体重（適正体重）を求めることができます。

　　標準体重（kg）＝身長（m）× 身長（m）× 22

　例えば、身長165cm、体重70kgの場合

　　BMI＝70÷1.65÷1.65＝25.7　　肥満（1度）

　　標準体重＝1.65×1.65×22＝59.9（kg）

　標準体重から見ると10kgオーバーしていることになります。

　身長と体重から数式によって肥満度を求める方法は、簡便である反面、一般人向けであって、筋肉質のがっしりした体型のスポーツマンは、「肥満」と判定されてしまうので、注意が必要です。一方、BMI＝25未満であっても、腹囲が85cm以上のメタボ候補もいますので、BMI＝25未満だからといって安心はできません。

表4-4　肥満の判定基準

BMI	判定基準（日本肥満学会）	判定基準（WHO）
18.5未満	低体重（やせ）	Underweight
18.5以上　25未満	普通体重	Normal range
25以上　30未満	肥満（1度）	Pre obese
30以上　35未満	肥満（2度）	Obese class Ⅰ
35以上　40未満	肥満（3度）	Obese class Ⅱ
40以上	肥満（4度）	Obese class Ⅲ

BMI＝25以上は肥満　(Overweight)

● ｢内蔵脂肪型肥満｣は腹囲で測定

　肥満には、おなか周りが太くなる「リンゴ型肥満」とお尻周りに脂肪が付く「洋梨型肥満」があり、それぞれに「上半身型肥満」：「下半身型肥満」、あるいは、「男性型肥満」：「女性型肥満」などといわれてきました。最近では、X線CT写真やMRIで脂肪の分布がわかるようになり、脂肪の分布状態によって、腹腔内の内臓周辺、腸間膜や大網などに脂肪が蓄積している場合を、「内臓脂肪型肥満」と称するようになりました。また、脂肪組織の生化学的な研究が進み、それほど肥満していなくても内臓脂肪量が多い場合は、糖代謝や脂質代謝などに異常が見られ、生活習慣病の発症につながる動脈硬化などのリスクが高いこともわかってきました。そこで、内臓脂肪量の測定を健康診断に取り入れることになったのです。内臓脂肪量を測定するには、腹部X線ＣＴの画像から、腹腔内外の脂肪組織面積をコンピュータを使って算出しますが、簡便にできる方法が腹囲の測定です。日本肥満学会では、メタボリックシンドロームの診断基準を内臓脂肪面積100㎠以上としていますが、腹囲では、男性85cm以上、女性90cm以上がその基準に相当するという訳です。女性はエストロゲンなど女性ホルモンの影響で男性に比べ皮下脂肪が多いことを考慮して、日本の基準値は女性の値が多くなっています。腹囲の測定は簡便に行なうことができる反面、体格や性差など今後の課題も残されていると思われます。

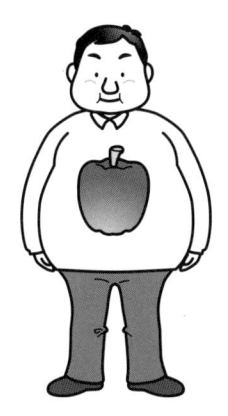

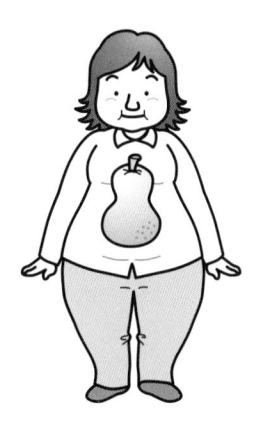

リンゴ型肥満（左）と洋梨型肥満

腹囲は、お臍の高さにメジャーを当て、軽く息を吐いた状態で測定します。

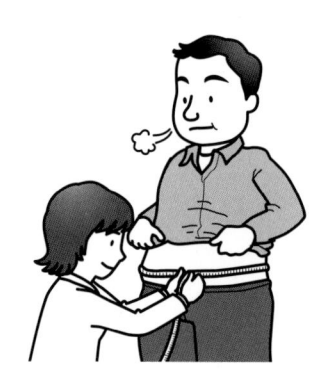

腹囲の測定

● インピーダンス法―体脂肪計つき体重計

　健康診断の身体計測では、身長計と一体になった体重計に乗っただけで身長・体重そして体脂肪率が表示されるようになりました。家庭用の体重計も性別、年齢、身長をあらかじめ入力しておけば、体重とともに体脂肪率が表示されます。インピーダンスの原理は、からだを構成する組織の通電性が異なることを利用しています。通電性が高いのは、血液や筋肉、通電性が低いのが脂肪や骨です。体重計には、両足のかかととつま先周辺が触れるように4つの電極が配置されており、裸足でこの上にのると、体肢に微弱な電流が流れるようになっています。そこから電気抵抗を求め、身長など他の項目と組み合わせて体脂肪率を算出します。体の水分の分布に影響を受けやすいので、できるだけ条件を一定にして測定する必要があります。自宅では、血行がよくなった風呂上りなどの測定がお勧めです。体脂肪率は、体内の脂肪の蓄積量を体重で割り、％で表示したものです。男性25％以上、女性30％以上の場合は、肥満と判定されます。

適正体脂肪率		
男性	30歳未満14～20％	30歳以上17～24％
女性	30歳未満17～24％	30歳以上20～27％

5 体力の低下が気になりませんか？

●体力は確実に低下している

　40歳を過ぎる頃から健康診断の結果が気になり、自分の健康状態に関心を持つ人が増えてきます。電車の中での中年男性の会話も「この腹じゃあ、完全なメタボだよ」「このところγ-GTPが高くて、飲み過ぎだと思うんですけどね」「血糖値が高いので、かかりつけの医者に歩数計をつけてウォーキングをするように言われているんですが、なかなか時間がとれませんね。……」と健康に関する話題が続きます。運動不足⇒　肥満⇒　メタボ　はイメージできても、体力の低下についてはあまり気にしていないようです。デスクワークがほとんどで、常にエスカレーターを使い、歩くテンポが遅くなってきたら、体力の低下はかなり進んでいるはずです。ミドルエイジからの生活は、健康であると同時に体力が勝負です。

●自分でできる簡易体力テスト

　場所や時間をとらず、簡単にできる方法で自分で体力を測定してみましょう。始める前にウォーミングアップを忘れないでください。また、自分の体力を知る目安ですから、体調がすぐれない時や、腰痛や関節痛のある場合は、決して無理しないでください。

①立位体前屈：柔軟性

　両足を軽く揃えて立ち、ゆっくりと前屈し、手がどこまで届くかで股関節の可動域＝柔軟性を測定します。頭を下げて、膝は曲げないようにします。デスクワークが続くと、太腿の後ろの筋肉（ハムストリング）が硬くなり、股関節の可動域が小さくなって、柔軟性はいつの間にか低下してしまいます。内臓脂肪型肥満でお腹が出てくると、前屈することがむずかしくなり、靴の紐も結べなくなりますよ。

表4-5　立位体前屈による柔軟度の自己評価

A	床に手がつく	柔軟性は維持されています。
B	床に指先がつく	ストレッチを忘れずに。
C	足首を握れる	こまめのストレッチをしましょう。
D	手が足首と膝の中間まで届く	このままでは腰痛も心配。ストレッチ1日3回。
E	膝に手が届く〜それ以下	内臓肥満では？　こまめに歩き、ストレッチを。

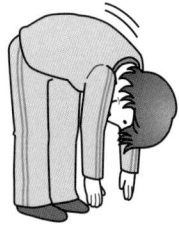

②開眼片足立ち：バランス能力

　時計の前に立ち、ウエストに両手を置いて、片足で立ちます。何秒立っていられるでしょうか？バランス能力は、加齢とともに急激に低下します。運動不足が続くと、自分はまだ若いと思っていても、体の動きをコントロールしている脳神経系の衰えを実感することになるのでは？　測定は120秒で打ち切ります。開眼で60秒続けられるようでしたら、目を閉じての片足立ちに挑戦してみましょう。

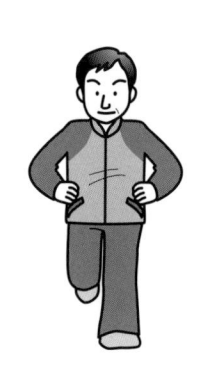

　めまいを伴う疾病や薬の副作用でバランス能力が低下している場合もありますので、主治医に相談しましょう。

表4-6　開眼片足立ちによるバランス能力の自己評価

A	120秒以上	バランス能力は維持されています。閉眼で20秒以上できればOK。
B	90秒以上	50歳以下は、これが目標です。
C	60秒以上	60歳で平均60秒。
D	20秒以上	バランス能力が低下しています。よい姿勢でさっさと歩く習慣を。
E	20秒未満	転倒に気をつけましょう。健康状態や薬の副作用もチェック。

③イス立ち上がりテスト：脚筋力　持久力（30秒間の回数）

　椅子は、背もたれのある安定した椅子を使います。腰掛けた時、両足がしっかりつく高さの椅子（40cm程度）を使います。

　両手を胸の前で組み、椅子に腰を下ろします。深く腰を下ろす必要はありません。

　スタートの合図で背筋をしっかり伸ばして立ち上がっては、腰を下ろします。30秒間に立ち上がれた回数で評価します。

表4-7　椅子立ち上がりテスト評価表　　　　（30秒間の回数）

年　齢	男　性	女　性
20〜29歳	28〜33回	24〜30回
30〜39	26〜31	22〜27
40〜49	23〜27	20〜25
50〜59	20〜26	19〜24
60〜69	18〜24	18〜22

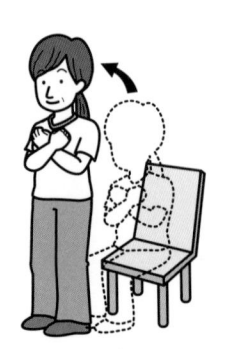

・数値は標準、これより多ければ良好、少なければ脚筋力低下

●スタミナを測る6分間歩行テスト

　総合的な体力として注目されるのが、最大酸素摂取量です。体内にどれだけ酸素を取り入れながら運動を続けることができるかという全身持久力、あるいはスタミナは、酸素をとりいれる呼吸・循環器系の機能や脚筋力などが関わっています。ウォーキングやジョギングによって最大酸素摂取量が改善できれば、日常生活がより活性化されることになるのです。『エアロビクス』の著者、ケネス・クーパー博士は、最大酸素摂取量（mℓ/kg・分）と12分間に走ることのできる距離との間には、高い相関があるとして、「12分間走テスト」を提唱しました。しかしながら、このテストは、12分間を全力で走りきる必要があるため、かなりハードで、運動習慣のない人や中年以降に人にとっては、必ずしも安全なテストとはいえません。そこでお勧めしたいのが12分間歩行テストですが、ここでは、気軽に測定できるように6分間歩行にしてみました。

　距離を測るのが難しい場合は、歩数計をつけて、次の要領で歩行距離を求め、表を使って、体力診断を行ないます。

①歩数計をつけて6分間歩き、歩数を記録する。
②同じ歩幅、同じ速度で10歩歩き、距離を測り、1歩の平均歩幅を求める。
③6分間の歩数×歩幅＝6分間の歩行距離

表4-8　6分間歩行による体力診断

男性	体力区分	30歳代	40歳代	50歳代	60歳代
	A	900m以上	880m以上	850m以上	820m以上
	B	810〜900m	780〜880m	750〜850m	700〜820m
	C	710〜810m	680〜780m	650〜750m	630〜700m
	D	620〜710m	590〜680m	560〜650m	530〜630m
	E	620m未満	590m未満	560m未満	530m未満

女性	体力区分	30歳代	40歳代	50歳代	60歳代
	A	750m以上	720m以上	690m以上	660m以上
	B	680〜750m	650〜720m	620〜690m	590〜660m
	C	610〜680m	580〜650m	550〜620m	520〜590m
	D	540〜610m	510〜580m	480〜550m	450〜520m
	E	540m未満	510m未満	480m未満	450m未満

●新体力テストに参加する

　本格的に自分の体力を知りたいと思ったら、機会を見つけて体力テストに参加してみましょう。教育委員会や体育館に問い合わせてください。グループで行なう体力テストでは、つい競争心がわいて、がんばりすぎ、無理をしがちです。自分の体力を知ることが目的ですから、無理をしてけがをしないように気をつけましょう。

　新体力テストとは、平成11年から実施されているテストで、健康を基盤とした体力も取り込んでいます。ここでは、20～64歳を対象とした測定種目を紹介します。

　測定結果は、点数化し、年代別の総合評価とともに、体力年齢が示されます。

測定種目	測定方法	体力・運動能力
①握力	握力計を力一杯握り締める	筋力
②上体起こし	30秒間に起き上がれる回数	腹部・腰部の筋力・筋持久力
③長座体前屈	長座で前屈、測定器の移動距離	柔軟性
④反復横跳び	サイドステップでラインを通過 または、タッチした回数（20秒）	敏捷性
⑤急歩 　また は 　20mシャトルラン	男1500m、女1000mをゴールした時間	全身持久力
	電子音にあわせて20m往復走の折り返し回数	
⑥立ち幅跳び	両足で踏み切って跳んだ距離	瞬発力

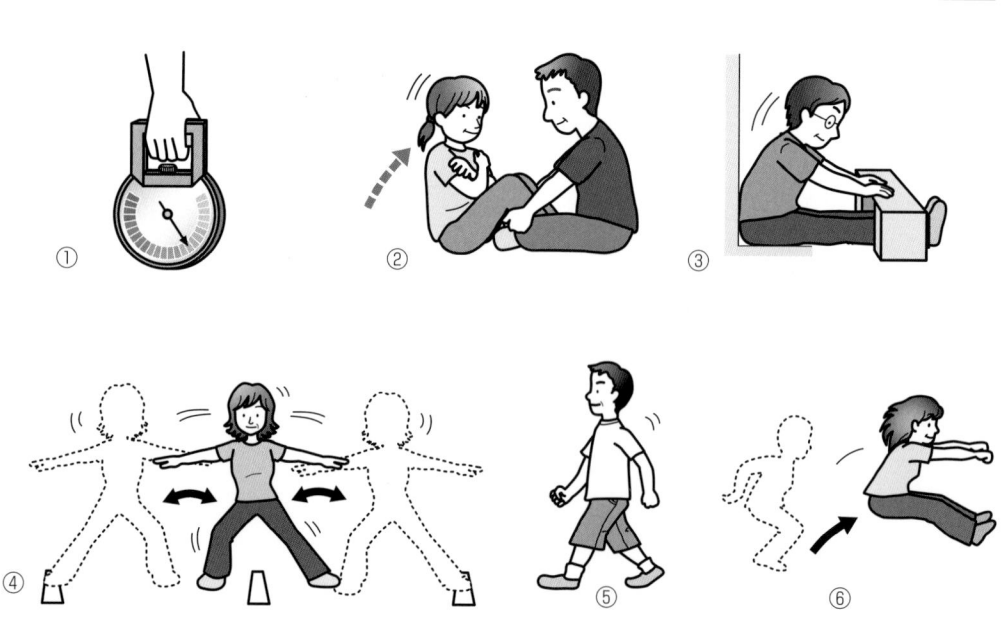

第5章

健康づくりに エアロビクス

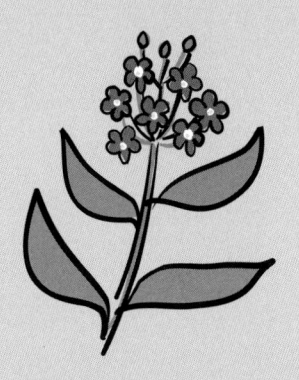

1 エアロビクスのやさしい科学

●有酸素運動（エアロビクス）とは

　運動のエネルギーは、筋肉にあるATP（アデノシン3リン酸）という化学物質が分解することによってつくられます。このエネルギーは、トップアスリートが100m 9秒台で走るようなハイパワーの運動を可能にします。しかし、ATPはわずかしかないため常に再合成しなければなりません。ATPの再合成には3つの方法があります。

　第1の方法は、同じ筋中にあるクレアチンリン酸（CP）を利用する方法ですが、CPには限りがあるため、運動の持続時間は10秒程度に過ぎません。食事で摂取した栄養は筋グリコーゲンとして筋肉に蓄えられていますが、第2の方法は、この筋グリコーゲンが分解して乳酸になる過程でATPを再合成する方法です。中距離走や100m競泳などが代表的な運動でミドルパワーを発揮します。ただし、運動を続けると乳酸の蓄積によって筋肉は疲労し、運動は1〜3分程度しか持続できず、同時に息切れしてきます。運動を中止し、息を弾ませながら酸素を取り入れると、乳酸が分解し、疲労が回復し、呼吸も安定します。

　第3の方法は、ウォーキングやジョギングのようなローパワーの運動で、血液によって運ばれてくる酸素を使って筋グリコーゲンを分解し、水と炭酸ガスができる過程でATPの再合成が行なわ

無酸素的過程（非乳酸性機構）
クレアチンリン酸の分解によってATPを再合成。

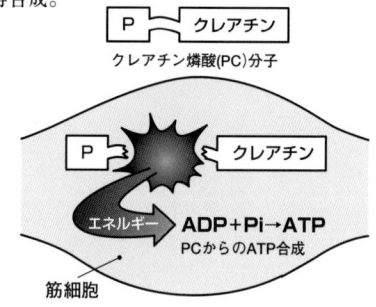

クレアチン燐酸(PC)分子

PCからのATP合成
筋細胞

無酸素的過程（乳酸性機構）
グリコーゲンの分解によってATPを再合成。

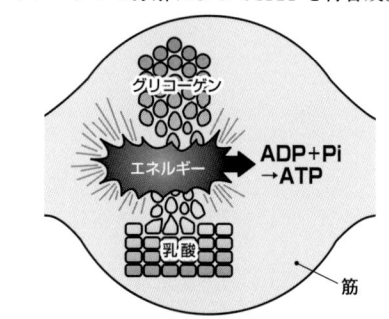

グリコーゲン
エネルギー ADP+Pi→ATP
乳酸
筋

有酸素的過程
有酸素的過程によってATPを再合成。

O_2　脂肪　筋肉に貯蔵されているグリコーゲン
蛋白質
エネルギー ADP+Pi→ATP
二酸化炭素 + 水
ミトコンドリア

図5-1　運動のエネルギー発生過程
フォックス『選手とコーチのためのスポーツ生理学』大修館書店　1982年　より

れます。炭酸ガスは呼気によって、また余分な水は汗や尿として体外に排出されるので、乳酸が蓄積することもなく、長時間にわたって運動を継続することができます。

　第1・第2の、酸素を使わずに短時間に大きなパワーが出せる運動を無酸素運動（アネロビクス）、第3の、酸素を使いながら長時間継続できる運動を有酸素運動（エアロビクス）といいます。有酸素運動は、酸素を取り入れながら運動を行なうため、呼吸・循環器系の機能が改善され、健康づくりに効果的であることが証明されています。

● クーパー博士のエアロビクス

　話は1960年代にさかのぼりますが、当時のアメリカでは、心臓・血管系の疾患で死亡する人が全死亡者の55％を占めていました。高カロリーの食生活に加えて、運動不足が肥満に拍車をかけ、さらに現代社会でのさまざまなストレスも心臓病を引き起こす要因として注目されていたのです。そんな時、テキサス州にある空軍基地の航空臨床医学研究所長で、運動生理学者であったケネス・H・クーパー博士は、空軍関係者を中心に数多くのデータを収集し、「運動が体力の向上や疾病の予防にいかに役立つか」を研究し、結果を1968年、『エアロビクス』として出版したのです。『エアロビクス』は、たちまちベストセラーになり、1972年には、わが国でも翻訳、出版されました。

　彼は、人間が生きていく上で、もっとも必要な体力は、単位時間当たり、どれだけの酸素を体内に取り込んで運動できるか、すなわち有酸素能力（エアロビック・キャパシティ）であると言っています。そして、どんな身体運動でも、それを行なうのに必要な酸素量は、ほぼ一定であるため、一人ひとりの最大酸素摂取量を基準にした運動を処方することを提唱しました。また、数多くのデータから最大酸素摂取量と12分間に走ることのできる距離の間には高い相関があることを見出し、「12分間走テスト」を開発したのです。クーパー博士の運動処方は、12分間走テストの結果に基づき、体力と年齢に応じた運動量を点数化したところに特色があります。とりあげられた運動種目は、ウォーキング、ジョギング、水泳、サイクリングなどの有酸素運動で、その中から1週間に少なくても30ポイントになるように運動を選び、週4回または、1日おきに実施するというものでした。このプログラムが紹介されるや疾病予防や肥満解消をめざしてウォーキングやジョギングをする人が急増しました。いわゆる、ウォーキングブーム、ジョギングブームの到来です。

2 有酸素能力を高め、生活習慣病を予防する

エアロビクスは、以下のように、有酸素能力を高め、生活習慣病予防に効果があります。
①最大酸素摂取量が増える。
②呼吸運動が盛んになり、肺の換気量が増える。
③安静時心拍数が減少し、心臓の予備力が増える。
④血液の流れが改善され、血圧が安定する。
⑤HDLコレステロールが増え、動脈硬化を予防する。
⑥血糖値を下げ、糖尿病を予防する。
⑦肥満、特に内臓脂肪型肥満を解消し、活動的な日常生活を送ることができる。
⑧静脈血の還流を促し、うっ血を予防する。
⑨骨量を維持し、骨折を予防する。

①最大酸素摂取量が増える

　最大酸素摂取量とは、最大努力で運動した時、体内に取り入れることのできる酸素量であり、有酸素能力を知る上での最も科学的な指標とされています。運動を継続して行なう能力は、全身持久力ともいわれ、肺の換気量、血液の酸素運搬能力、毛細血管の発達の度合い、心拍出量、骨格筋でどれだけ酸素を利用することができるかなどの総合力を示しています。

　大きな筋肉が運動するには、多くの酸素を必要としますので、ジョギングやウォーキングなどの運動量を少しずつ増やしながら継続することで肺の換気量や心拍出量が徐々に増えていき、有酸素能力が高まっていきます。また、呼吸作用や心臓・血管系の機能が改善され、多量の酸素を筋肉に運ぶことができるようになります。さらに、筋肉では、毛細血管網の発達やミオグロビンの増加が見られ、最大酸素摂取量が増え、余裕を持って運動を継続することができるようになります。

②呼吸運動が盛んになり、肺の換気量が増える

　運動のエネルギー源であるグリコーゲンや中性脂肪は、体内に蓄えることができますが、残念ながら酸素は蓄えることができず、常に必要に応じて取り入れていかなければなりません。呼吸はほとんど無意識に行なわれています。呼吸によって肺にとり入れられた空気は、肺胞に到達します。肺胞は両肺で5〜6億個もあり、その周りには無数の毛細血管が取り囲んでいて、ともに表面が非常に薄いため、酸素や炭酸ガスが自由に出入りできるようになっていますので、酸素だけが赤血球の膜を通過してヘモグロビンと結合し、心臓に運ばれ、心臓の拍動によって一定の圧を加えられ、リズミカルに全身に送られます。

　運動することで酸素が必要になると、呼吸運動が盛んになります。有酸素運動では、長時間にわたって、呼吸運動が盛んに行なわれるため、肺の換気量が増えていきます。

③安静時心拍数が減少し、心臓の予備力が増える

　体内の血液量は、体重の約7.4％、あるいは、体重の13分の1といわれ、体重70kgの人で5.2リットルになります。心臓から1回に押し出される血液量は、安静時で約70mℓです。1分間の心拍数を70拍の場合、毎分約5リットルの血液が心臓から全身に送られていることになります。また、全身の血流量は、必要に応じて心拍数と1回拍出量によって調整されています。図5−2は、安静時と最大運動時における必要な血液量とその配分を示しています。激しい運動では1分間に25リットルもの血液が必要となり、その80％の20リットルは、骨格筋で使われます。エアロビクスは、一定強度で筋肉に酸素を送り続けますので、心臓、つまり、心筋も収縮を繰り返すことで鍛えられ、1回に拍出する血液の量（1回拍出量）が徐々に増えてきます。マラソンの選手は、毎日のトレーニングによって1回拍出量が増え、安静時心拍数は、40拍前後の人が少なくありません。心臓の拍動は、自律神経（交感神経と副交感神経）によってコントロールされていますが、日常的に運動を続けていると、安静時から運動時への切り替えがスムーズになるとともに、安静時の自律神経のバランスが副交感神経型になり、安静時の心拍数が減少することがわかっています。つまり、エアロビクスを続けると、安静時の心拍数が減少し、心臓の予備力が増え、余裕を持って運動することができるようになるのです。

●安静時
血液の配分
（総量5,800ml）

皮膚 500
筋肉 1,200
腎臓 1,100
心臓 250
脳 750
その他 600
内臓 1,400

●最大運動時
血液の配分
（総量 25,000ml）

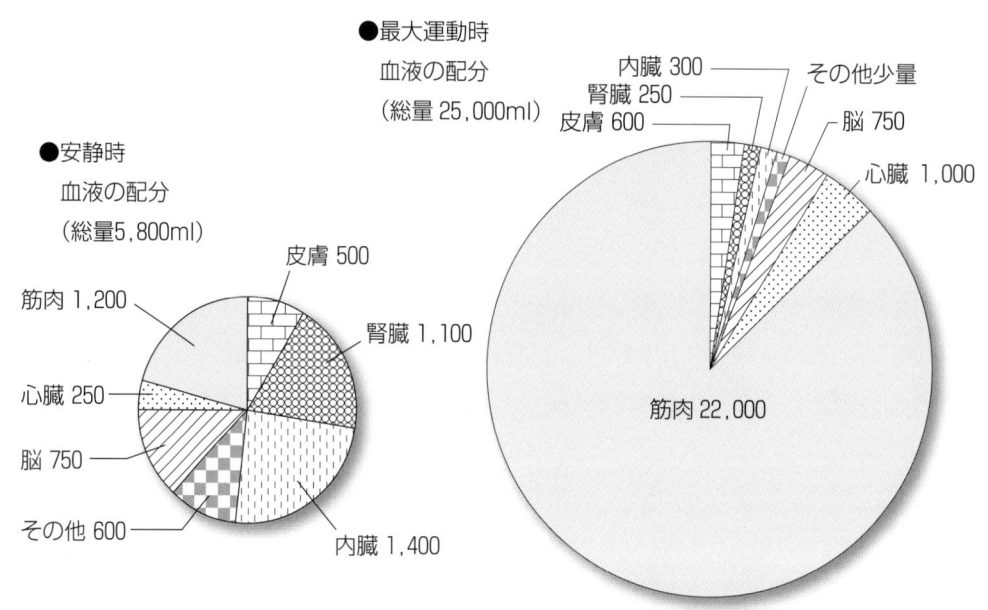

内臓 300
腎臓 250
皮膚 600
その他少量
脳 750
心臓 1,000
筋肉 22,000

図5-2　安静時と最大運動時の血流配分（身体各部位の血流量）
運動時には、筋肉と心臓への血流量が増える。

中野昭一編著『図説・運動の仕組みと応用』第2版　医歯薬出版　1996年　より

④血液の流れが改善され、血圧が安定する

　心臓から押し出された血液は、血管にかかる圧力の作用によって循環していきます。心臓が収縮して血液が動脈に流れる時の血圧を収縮期血圧（最高血圧）、血液が静脈から心臓へ戻る時の血圧を拡張期血圧（最低血圧）といいます。血圧は、心臓のポンプ作用、血液が動脈から毛細血管に流れ込む時の末梢抵抗、そして循環する血液量によって決まりますが、血管壁の弾力性や血管の収縮の度合い、血液の粘着度も影響します。

　これまでの研究には、高血圧症予備群である、やや血圧が高めのグループに週3回程度のエアロビクス（トレッドミルでの歩行やエアロバイク、ウォーキングなど）を行なわせたところ、2～3ヶ月後には、収縮期血圧、拡張期血圧ともに低下したという報告が数多く見られます。運動による降圧作用については、まだ、不明なこともありますが、適度な運動を続けると、血漿中のノルアドレナリン値が低下し、交感神経の活動亢進状態を緩和させるため、心拍数や血圧を低下させる、また、血管弛緩作用が高まることで血液が流れやすくなる、腎血管も弛緩し、利尿作用が高まるなどによって、血流がよくなり、血圧が安定すると考えられています。また、長距離走を続けている人の筋サンプ

ルをバイオプシーで調べた結果、毛細血管網の発達が見られたとの報告もあり、毛細血管網の発達によって、血流を改善し、末梢抵抗を低下させ、血圧が下がるのではないかともいわれています。

⑤ HDL コレステロールが増え、動脈硬化を予防する

　加齢に伴って、血管は次第に弾力性を失い、硬く脆くなっていきますが、運動を継続してきた人の血管は、運動不足の人に比べて、弾力性があり、動脈硬化が進んでいないといわれています。これは、運動によって血管を流れる血液の量や速度が変化し、血管の弾力性を保つと同時に血管壁に中性脂肪やコレステロールが付着するのを防いでいるからと考えられています。

　コレステロールは脂肪の一種で、水に溶けることができず、血液中では、蛋白質と結びついて、リポ蛋白という形になっています。リポ蛋白は密度によって5型に分かれますが、血液検査でおなじみなのは、リポ蛋白のうち、低比重リポ蛋白と結びついたLDL コレステロール、高比重リポ蛋白と結びついた HDL コレステロールです。LDL コレステロールは、悪玉コレステロールといわれ、余分なコレステロールを血管の内壁に沈着させ、アテローム硬化を進行させますので、血管の内膜が厚くなるため、血管は狭く、脆くなり、高血圧を併発し、心筋梗塞や脳梗塞の危険度が高くなります。一方、HDL コレステロールは、善玉コレステロールといわれ、血管壁に付着したコレステロールを取り除き、処理するために肝臓に運ぶ働きをしています。

　HDL コレステロールは、エアロビクスを継続することによって増えるといわれています。例えば、運動習慣の内容や有無で、マラソン群、ジョギング群、運動不足群を比較すると、HDL コレステロール値は、マラソン群が最も多く、次いで、ジョギング群、最も少なかったのが運動不足群だったとする研究報告や、HDL コレステロールは、それほど激しくない運動を長時間行なった時に増え、激しい短時間の運動では変化しなかったというクロスカントリーの研究報告などがあります。

⑥血糖値を下げ、糖尿病を予防する

　血糖値は、糖分の摂りすぎや過度の緊張、激しい運動などによって変化しますが、種々の調節機能が働いて、ほぼ一定の値を維持しています。その微妙な調節作用を行なっているのが、ホルモンです。血糖値を高めるホルモンは、下垂体前葉ホルモン、副腎皮質ホルモン、副腎髄質ホルモンからでるアドレナリン、甲状腺から出されるサイロキシン、膵臓からのグルカゴンなどがあります。ところが、血糖値を下げるホルモンは、インスリンしかありません。つまり、私たちのからだは、血糖値が高くなりすぎることに対する対応が十分ではありません。したがって、過食と運動不足が続けば、インスリンが不足し、また、膵臓の働きが弱ってきて、血糖値を下げることができず、慢性的な高血糖状態になり、通常は、腎臓で濾過され、再吸収されるブドウ糖が、尿細管の再吸収能力を上回ることになり、糖尿として排出されてしまうのです。このようにインスリンの相対的な不足によって起こる糖尿病は、2型糖尿病といわれ、症状が自覚されないままに進行しがちですが、血糖の改善・糖尿病の発症予防には、食事療法と運動療法を併用することが効果的であることはすでに証明されています。また、空腹時高血糖より、食後高血糖が動脈硬化のリスクを大きくすることもわかってきました。そこで、食事療法で総摂取エネルギーを制限しつつ、エアロビクスなどの運動によって、消費エネルギーを増やし、肥満、特に内臓脂肪を減少させ、インスリン抵抗性を改善することで、血糖の正常化を図る必要があります。血糖値が上昇するのは、食後30分を経過した頃からで、そのタイミングで運動を開始すると、高血糖が抑制され、血糖をコントロールすることができるとともに、低血糖を予防することもできるとされています。一般に合併症のない比較的軽症の糖尿病では、最大酸素摂取量の40～50％の強度でウォーキングや水中運動、ウォーキングレベルのエアロビックダンスなどを行なうのが適しています。ストレッチや軽い筋力アップの運動を加えたプログラムを週3回以上、できれば毎日行うことで効果が期待できます。

　しかし、糖尿病には、いろいろなタイプがあり、また、合併症のある場合も少なくありません。定期的に検診を受け、医師の指示に従って運動をする必要があります。

5章 健康づくりにエアロビクス

⑦肥満を解消し、活動的な日常生活を送ることができる

　肥満、特に内臓脂肪型肥満に高血圧、高血糖、高脂血が重なった状態を「死の四重奏」と呼び、そのままの状態が続くと、動脈硬化や冠動脈疾患の発症につながる危険が指摘されてきました。最近では、メタボリックシンドロームの診断基準に腹囲の測定が取り上げられ、予備群を含めて、肥満の解消、減量に取り組んでいる人が増えてきま

BMI25以上で肥満に起因する健康障害を有する人やその予備群を処方のガイドラインを示しています。種目は、ウォーキングやジビクスが中心で、特に肥満度が高い場合には、自転車（エアロバなど下肢に負荷のかからない運動を推奨しています。運動強度運動中に会話ができる程度）、一般成人では、脈拍数120拍/分、分程度で、持続時間は10〜30分（可能なら60分）、頻度は、実施上の留意点として、①食事指導を併用する、②必リングダウンを行なう、③軽い運動から強い運動へマイいます。肥満解消の目的は、徐々に体脂肪を落とし、日常生活を送ることです。

⑧静　　　　　　防する

　心臓　　　　　　　に血液を送り出します。動脈の血管にはその圧力が伝わ　　　　　　　　　す。血液も重力の影響を受けていますので、立位では、　　　　　　　　　ですが、下肢の静脈圧は100mmHgにも達します。静脈　　　　　　　よって心臓に戻っていきます。静脈血が心臓に戻ること　　　　　　　静脈には内壁に弁があって、血液の逆流を防いでいます　　　　　静脈には、弁が発達していますが、立ち仕事の人や妊娠中の女性は静　　　　　還流がうまくいかず、下肢の弁のところに血液が溜まって静脈瘤ができてしまいます。血液が溜まった状態をプーリングといいます。ところが運動をすると、筋肉は収縮と弛緩を繰り返し、静脈に圧を加えるため、静脈の血流は心臓に向かって押し出されることになります。この働きを筋肉のポンプ作用とか、ミルキング（ミルクしぼり）といいます。筋肉の収縮があまり強すぎると、血管を圧迫しすぎて、逆に

この言い方は、間違い？
「スポーツにはすべからくルールがある」
？

47

流れが悪くなりますが、リズミカルに続けられる軽い筋収縮は、スムーズにミルキングを行ないます。したがって、ウォーキングやジョギングのようなエアロビクスは、静脈血の還流を促し、老廃物を運搬し、疲労の回復にも効果的です。

⑨骨量を維持し、骨折を予防する

　骨は、成長ホルモンや性ホルモンの影響を受けながら、栄養状態、運動による加重・負荷によって成長し、強化されていきます。たんぱく質やカルシウムをしっかり摂り、跳んだり、走ったりして、骨の長軸方向に体重をかけて運動することでしっかりした骨格を作っていくことができるのです。骨細胞には、造骨細胞と破骨細胞があり、常時入れ替わって、新しい骨を作っているのですが、若い女性のように低体重で運動不足の状態では、骨の成長どころか、骨密度を維持することさえできなくなります。さらに更年期以降、女性ホルモン（エストロゲン）が急激に減少すると、造骨機能が衰え、骨粗鬆症になる可能性も高くなります。

　最近では、高齢者の要介護の原因として、転倒による骨折が問題になり、自分の体重をかけて歩く運動が、骨量の維持に効果的であることがわかってきました。ウォーキングやジョギングなどのエアロビクスは、中等度の強さでリズミカルに骨に刺激を与え続けることによって骨量を維持するだけでなく、バランス能力を維持・改善しますので、転倒による骨折予防の効果も期待されています。

3 運動量の自己管理
——無理なく効果をあげるために

●運動量：適度な運動とは

　会社の特定健診で、運動をすすめられ、スポーツジムを訪れるビジネスマンが増えてきました。また、休日や昼休みなどにウォーキングを始めた人もいます。生活習慣病予備群は、食生活の指導とともに、適度な運動をするようにすすめられます。「どれくらい運動すれば、体重がもとに戻りますか？」「何ヵ月続ければ、血圧が安定しますか？」「歩くのと走るのとどちらが効果ありますか？」という質問がよく出されます。これから運動を始めようとしている人は、運動の効果を過大に期待しているのかもしれませんが、運動は、生活習慣病の特効薬ではありません。

　健康づくりの運動は、一人ひとりが、性別、年齢、健康状態、体力、ライフスタイルなどに応じて、楽しみながら、無理なく、継続できる運動でなければなりません。適度な運動とは、運動量が自分で快適だと感じられる運動であって、体力やその日の体調にあわせて、自己管理する必要があります。

　運動量は、運動強度×持続時間×頻度で示します。また、1回あたりの運動量は、運動強度×持続時間で表します。エアロビクスの運動強度は、最大酸素摂取量を基準に、自分の年齢、健康状態、体力などの個人的な特性に合わせて、何％程度の強度にするかを決定します。運動量を一定にすると、運動強度が高ければ、持続時間は短く、運動強度が低ければ、持続時間は長くなります。

　エアロビクスは、当初、若くて健康な人を対象に全身持久力を高める目的で行われたため、最大酸素摂取量の70〜80％強度の運動が効果的とされていました。しかし、その後、研究が進み、健康づくりのためには、高い強度で運動するよりも、50％程度の強度でもゆっくり時間をかけることで効果が上がることがわかりました。つまり、ジョギングを短時間行なうより、ウォーキングを30分以上行なえば、安全で効果的だと考えられるようになったのです。

● **最近の運動処方のガイドライン**

　運動の目的、対象、運動様式、運動強度、1回の時間、運動の頻度などを示したものを運動処方といいます。1990年、アメリカスポーツ医学会（ACSM）は、健康の維持・改善のため、次のような運動処方のガイドラインを提示しました。

> 運動様式：有酸素運動
> 運動強度：最大酸素摂取量の50～85％
> 1回の運動時間：20分～60分
> 運動の頻度：週3～5日

　その後、わが国でも生活習慣病予備群を対象に研究が行なわれるようになり、それまでの研究成果を踏まえて、高脂血症や肥満などの脂質代謝異常、糖尿病、高血圧症に対する運動処方のガイドラインが示されました。

> 運動様式：有酸素運動
> 運動強度：最高心拍数の50～60％（カルボーネン法）
> 1回の運動時間：30～60分
> 運動の頻度：週3～4回

　現在、わが国では、すべての人の健康寿命の延伸をめざして、国民総健康づくり運動「健康日本21」を推進していますが、すでにアメリカでは、1900～2000年に「Healthy People 2000」というすべての国民を対象とした健康づくりのプロジェクトを展開して来ました。そのさなか、1996年に公衆衛生総監報告書「身体活動と健康」で重要な見解を示しました。当時、アメリカ国民の60％以上が運動不足で特に25％はまったく運動をしていないことを指摘し、あらゆる世代の人々が生涯にわたって、中程度の身体活動を行なうことによって、自らのQOL（生活の質）の改善することができるとして、健康づくりのための身体活動と運動処方の新しい指針を示したのです。その指針には、米国疾病予防センター（CDC）やアメリカスポーツ医学会（ACSM）、アメリカ国立衛生研

究所（NIH）などの主要な勧告が反映されています。その内容は、概ね「1週間のほとんど、できれば毎日、中程度の身体活動を30分以上行なう。または、1回10分以上の身体活動を2回以上蓄積（accumulate）し、トータルで30分以上にする」というものです。運動処方のガイドラインは次の通りです。

> 運動様式：有酸素性身体活動（有酸素運動＋掃除などの家事）
> 運動の強度：中程度
> 1回の運動時間：30分以上、または最低10分以上の身体活動を
> 　　　　　　　1日合計で30分以上
> 運動の頻度：ほとんど毎日（週5〜7日）

　このガイドラインは、体力レベルの低い人、高齢者や障害者、高脂血症や肥満、糖尿病、高血圧症、心筋梗塞などのリスクを負っている人たちも対象になっています。こうしたすべての人たちが、日常生活で気軽に体を動かし、安全に効果をあげることができるよう、運動強度よりも頻度を重視しているのが最近の特徴といえます。また、最大酸素摂取量や予備心拍数（Heart Rate Reserve）から運動強度を設定するのではなく、中等度の身体活動とし、ボルグの自覚的運動強度（53頁、表5-2）の「11：楽である〜14：ややきつい」を適切な運動強度とし、安全に運動効果をあげることを期待しています。また、日常生活の家事などの身体活動も取り上げることによって、ドロップアウトすることなく、運動効果をあげることができるとしています。

　また、1日の運動時間については、冠動脈心疾患による死亡危険度の高い運動不足グループと、中等度の運動をしている死亡危険度の低いグループの消費カロリーの差が、1日およそ150〜400kcal（週1,050〜2,800kcal）であったとする研究報告などを根拠にしています。150kcalは、さっさと30分歩くことでクリアできますし、1日1万歩の消費カロリーは、約300kcalに相当します。

●健康づくりのための運動基準2006

　わが国では、2008年（平成20年度）から生活習慣病予防の徹底を図るため、医療保険者に対して、特定健診及び特定保健指導が義務づけられました。それに先立って厚生労働省は、2006年に「健康づくりのための運動基準2006」「健康づくりのための運動指針2006」を提示しました。運動基準は、生活習慣病の1次予防のための身体活動量、運動量、体力の基準を示しています。対象は、健康な成人（20～69歳）で、高血圧、高脂血、高血糖などの軽度の疾患を持っていても、自由に日常生活を送っている人を含んでいます。

　運動量は、メッツ・時／週で週あたりの身体活動量を示しています（表5-1）。身体活動は、速歩やジョギング、各種スポーツなどの運動と歩行、掃除、子どもの世話などの生活活動を含み、中等度（3メッツ以上）の身体活動を対象にしています。また、エクササイズとは、メッツ×時間であり、3メッツの歩行を20分行なった場合を1エクササイズと称しています。健康づくりのための身体活動量の基準は、次の通りです。

> **健康づくりの身体活動量の目標**
> 週に23エクササイズ以上の活発な身体活動（運動・生活活動）を行ない、そのうち4エクササイズ以上の活発な運動を行なう。

表5-1　身体活動のエクササイズ数

メッツ	活動内容	1エクササイズ相当の時間
3.0	普通歩行67m／分、 自転車エルゴメーター 50W	20分
3.3 3.5	歩行81m／分 体操（軽・中程度）	18分
4.0	速歩（95～100m／分） 水中運動、卓球、太極拳	15分
5.0	かなりの速歩（107m／分）	12分
5.5	自転車エルゴメーター 100W	11分
6.0	ジョギング10分＋歩行 水泳（ゆっくり）	10分
6.5 7.0	エアロビックダンス ジョギング、水泳（背泳）	9分

厚生労働省「健康づくりのための運動基準2006」参考資料「身体活動のエクササイズ数表」より抜粋

● 運動強度の自己管理1：ボルグの自覚的運動強度

　スウェーデンの心理学者ボルグは、自覚的運動強度、すなわち、「非常に楽である」から「非常にきつい」と感じるまでの運動強度と心拍数の関係を研究し、それを示す尺度をつくりました。

　この尺度の1段階は1分間あたりの心拍数10拍に相当し、尺度があがるにつれ、自覚的運動強度が高くなることを示しています。その後、多くの研究者によってこの尺度の有効性が認められています。心臓の拍動数（心拍数）は、一般的に脈拍数で測ります。この尺度を参考にしながら、自分の自覚的運動強度と脈拍数の関係をチェックしてみましょう。（表5-2）

　運動効果をあげるには、「オーバーロードの原則」（過負荷の原則）が参考になります。（57頁参照）つまり、運動強度として、「楽に感じる」運動では、効果をあげることはできません。最初は「ややきつい」と感じる運動強度から開始しますが、体力がついてきて、楽に感じるようになったら、少しずつ運動強度を上げる必要があります。

表5-2　ボルグの自覚的運動強度

尺度	主観的な運動強度	脈拍数	運動効果・安全
20			危険領域。体調を壊すおそれがある。
19	非常にきつい	180	
18			
17	かなりきつい	160	効果は高いが、注意を要する。
16			
15	きつい	140	
14			比較的安全で効果的。
13	ややきつい	120	
12			
11	楽である	100	安全域。ただし効果は薄い。
10			
9	かなり楽である	80	
8			運動不足の状態。
7	非常に楽である	60	
6			

10年ほども前になりますが、あるエアロビクス教室を覗いてみると、20歳代の若い女性たちと一緒にミドルエイジの男性が、息を弾ませながら、ハードなステップを繰り返していました。表情や呼吸の状態から見ても「かなりきつい」と感じているはずですが、インストラクターは、鏡のほうを向いたまま、動きをリードするのに一生懸命で、最後まで1度も男性に声をかけたり、体調をチェックしたりすることはありませんでした。この男性も若い女性と一緒では、張り切らざるを得ないかもしれませんが、息切れするようなハードなエアロビクスは、効果が上がらないどころか、事故を起こしかねません。安全管理や運動効果の面からも自覚的運動強度を軽視しないようにしたいものです。

● 運動強度の自己管理2：カルボーネン法による目標心拍数の設定

　最大酸素摂取量の50％とか中等度の運動といわれても、具体的な運動の強さを実感することはむずかしいと思います。また、最大酸素摂取量の測定は、いつでも簡単にできるわけではありません。そこで、酸素摂取量の代わりに心拍数を測定し、運動強度を自己管理する方法を紹介します。

　運動中、酸素摂取量が増えるにつれ、心拍数も増加し、酸素摂取量が最大になった時には、心拍数も最大になります。つまり、酸素摂取量の代わりに心拍数で運動強度を知ることができるのです。その方法とは、運動生理学者カルボーネンが発展させ、アメリカスポーツ医学会も推奨してきた方法で、カルボーネン法として知られています。

①腰を下ろして、1分間の安静時心拍数（脈拍数）を測定する。
②年齢に対応する最高心拍数を求める。成人の心拍数は220拍を最高として、加齢とともに毎年1拍の割合で低下していくと仮定。　最高心拍数＝220－年齢
③心臓の予備力（余裕力）を求める。　予備力＝最高心拍数－安静時心拍数
④運動負荷心拍数を求める。性別、年齢、健康状態、体力などを総合的に考慮して、予備力の何％の負荷にするかを決め、安全且つ効果的な運動負荷心拍数を求める。
　一般的には、予備力の50～70％の範囲にする。運動負荷心拍数＝予備力×0.5～0.7
⑤目標心拍数を求める。　目標心拍数＝運動負荷心拍数＋安静時心拍数

> （例）Aさんの場合：会社員、50歳、男性、仕事はデスクワークが中心。健康診断でBMI26、血圧がやや高めであることがわかりました。マイカー通勤で運動不足を自覚しているものの、体力は、年相応、学生時代の趣味はスポーツでしたが、現在は、ゴルフを月1回程度行なっているにすぎません。主治医からは、週3〜5回、1日30分のウォーキングをすすめられています。
>
> 　運動不足、肥満、高血圧予備群であることから、運動負荷は、カルボーネン法で予備力の50％で設定。
>
> 　①安静時心拍数：70拍／分
> 　②最高心拍数＝220－50＝170拍／分
> 　③心臓の予備力＝170－70＝100拍／分
> 　④運動負荷心拍数＝100×0.5＝50拍
> 　⑤目標心拍数＝50＋70＝120拍／分　　　Aさんの目標心拍数：　120拍／分

●メタボ予備群の運動強度の設定（カルボーネン法）

　メタボ予備群や体力レベルの低い人、年齢の高い人が運動を開始する時の運動強度（初期負荷という）は、安全性を重視して、やや低めに目標心拍数を設定します。オーバーロードの原則に基づき、日常生活での運動強度を超える程度の運動強度をベースにしますが、デスクワークの多いビジネスマンや中高年の専業主婦の場合、ハートレイトモニターを装着して日常生活の心拍数を記録すると、60〜100拍／分で推移し、100拍を超えることはほとんどないことが調査の結果わかりました。この心拍数は、50歳で安静時心拍数70拍／分の場合、予備力の30％に満たない生活を送っていることになります。

　したがって、メタボ予備群など運動強度を考慮すべき人に対しては、初期負荷として、目標脈拍数100拍／分を目安として運動を始め、運動中の心拍数の上がり方や呼吸の状態、自覚的な運動強度などを見ながら、修正していく方法がよいかと思います。または、運動負荷を予備力の40％として目標心拍数を設定します。ただし、心拍数は、あくまでも運動強度の目安であり、その日の体調や気温、使っている薬などの影響を受けますので、こだわり過ぎないようにしましょう。

●**脈拍の測り方と運動強度の調整**

　血液が心臓の左心室から大動脈に押し出されると、その圧力の変化が弾力性のある血管を中から叩くように血管の壁を伝わっていきます。速さは毎秒7mにもなりますので、心臓の拍動はほとんど同時に動脈で測ることができます。これを脈拍といい、動脈が皮膚のすぐ下にあるところでは、心臓が拍動するたびに指で触れて数えることができます。

　昔から「脈を診る」といわれてきたように脈に触れてみると、脈拍数だけでなく、リズム・強さ・緊張度などを感じとることができます。脈拍の触れるところは、側頭動脈（こめかみ）、浅頚動脈（頚部）、橈骨動脈（手首の内側）などですが、最も測りやすいのが橈骨動脈です。安静時の脈拍数は、1分間測ります。運動中は、脈拍が上がりますし、動きながら測るのは難しいので、ウォーキング中であれば、立ち止まって、脈拍数を測定します。

　運動を中止すると、脈拍数は、徐々に低下し、平常時に戻りますので、立ち止まってすぐに10秒間の脈拍数を測り、6倍して1分間の脈拍数をだします。

　運動強度を設定した後、脈拍数を確認するためには、いつもより速度を少し上げて、さっさと5分ぐらい歩いた後、立ち止まって脈拍を測ります。（10秒間の脈拍数×6）それを目標心拍数と比較し、目標脈拍数±5拍程度（目標心拍数が110拍／分の場合、105～115拍／分）で、息切れもせず、ややきついと感じられる程度で、ほかに問題がなければ、この速度でウォーキングを行ないます。心拍数が上がりすぎ、息切れするようなら、速度を落とし、脈拍を測定し、運動強度の修正を行ないます。また、余裕があると思っても、1週間程度は、この速度で歩き、徐々に速度を上げるようにしましょう。

●**運動時間と運動頻度**

　運動の持続時間は、10分以上で疲労が残らず、無理なく継続できる時間を設定します。1日の合計時間が30分以上になることが望ましいのですが、その日の体調や天候、仕事などの関わりで、無理なく行なえるように調整しましょう。がんばりすぎると継続が困難になります。また、頻度も週3～5回（できれば、毎日）ですが、週5日は、10分ずつ歩いて、週末に2時間歩くという計画でも、無理なく楽しく継続できそうであれば、それでもよいと思います。健康づくりは、一人ひとりが自分の生活のリズムに取り込んでいかなければ、効果をあげることはできないからです。

4 安全に効果をあげる10か条

　いまや、健康は管理する時代から、自らつくる時代といわれ、生活の中に運動を取り入れようとする人が増えてきましたが、なかなか習慣化するところまでいかないのが現状です。楽なこと、便利なこと、簡単にできることは、すぐ習慣になってしまいますが、なかなか効果が上がらず、面倒で、きついことは、できればやりたくない、したがって、始めてはみたものの、なかなか継続できません。ちょっと無理をすると、足が痛くなったり疲れがたまって、やる気がなくなったり、途中で挫折してしまうことが少なくありません。安全に運動をして効果をあげるには、いくつかの原則があります。それを知っていると、自分のトレーニングのやり方を修正し、無理なく継続できるようになるかもしれません。

①**個別性の原則**：運動を始める時、性別・年齢・健康状態・体力・生活習慣・運動経験など個人差を配慮することが大切です。50歳代の人が20歳代の人たちと同じことをやろうとしても無理があります。

②**全面性の原則**：特定の運動だけを繰り返していると偏った体をつくることになります。健康づくりの運動は、身体の部位や体力的に偏らないバランスの取れた運動を行なうことが大切です。

③**意識性の原則**：運動を繰り返すだけでなく、なぜこの運動を行なう必要があるのか、どの部位をストレッチしているのかなど、意識して運動すると安全に効果をあげることができます。

④**漸進性の原則**：運動を安全に行なうためには、最初は軽い負荷から始めて、徐々に運動量を増やすようにしましょう。若い時は、簡単にできたからといって、急に激しい運動をすると、けがをしたり、体調を壊したりしないとも限りません。長い空白があって、運動を再開する時は初心にかえることです。赤ちゃんの離乳食と同じように消化できる物を少しずつ増やしていくようにしましょう。

⑤**過負荷の原則（オーバーロードの原則）**：運動強度が日常生活の範囲を超えていなければトレーニングの効果をあげることはできません。例えば、ジョギングを日課とし

ている人にウォーキングを勧めても強度を落とすことになり、安全ではあっても効果を期待することはできません。

⑥**特異性の原則**：内臓脂肪型肥満を解消する目的でシットアップ（上体起こし）を繰り返しても効果はありません。また、腹筋力をアップするには、ウォーキングよりもレジスタンス運動が効果的です。つまり、運動の効果は、運動のやり方によってからだに特異的にあらわれます。

⑦**反復性の原則**：運動に限らず、効果をあげるには、繰り返し練習をすることが必要です。疲労の回復をはかりながら、運動を繰り返しましょう。筋力を高めるだけではなく、脳・神経系の機能が高まり、運動のスキルが上達し、動きがなめらかで、調和も取れてきます。ただし、反復回数は、体力や健康状態に応じて無理のない回数からはじめ、徐々に増やすようにしましょう。

⑧**継続性の原則**：運動の効果は、短期間であがるものではありません。若いうちなら、スポーツのテクニックなどは比較的早く上達しますが、年齢が高くなると、体力は低下してきますので、なかなか上達しません。まして、健康づくりの運動では、血糖値を安定させるとか、肥満を解消するといった効果を期待すると、効果がでるまでに数ヵ月かかるかもしれません。運動を始めたら、少なくとも3ヵ月は続けてみましょう。なんとなくからだが軽い感じがするとか、動きやすくなったなどの効果が出始めると思います。

⑨**可逆性の原則**：若い時は、体力に任せてトレーニングをし、短期間で急激にレベルアップしますが、そこで中止してしまうと、せっかくの効果も短期間で低下してしまいます。こつこつと長期にわたってレベルアップしてきたスポーツのスキルや体力は、たとえ中止したとしても、なかなか低下しません。これを可逆性といいます。したがって、健康状態や体力を維持するには、こつこつと気長に継続することが大切です。

若い時、どんなにすばらしいスポーツマンでもどんなにスマートな身体をしていても、運動をやめてしまえば、体力も体型も健康状態も維持することは困難です。以上の9か条に「自分だけの1か条を加えて、自分自身を励ましてください。

⑩**自分だけの原則**：……

第6章

誰でもできる健康ウォーキング

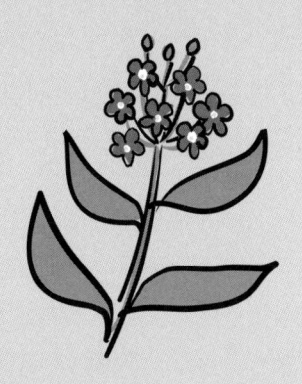

1 重力に逆らって立ち上がり、歩くことでヒトになった

　1974年、アフリカのエチオピア、ハダールの遺跡で300万年以上も前の猿人「アウストラロピテクス・アファレンシス」の化石が発掘されました。この化石は猿人のメスで「ルーシー」の愛称で呼ばれ世界的に有名になりました。発掘された手、下腿、足、骨盤などの骨の化石から明らかに直立二足歩行をしていたことがわかったからです。猿人は、二足歩行することで、両手が自由になり、その手でさまざまな道具をつくりながら学習し、長い歳月をかけて、頭部が大きくなり、ヒトへと進化していったと考えられています。人類の祖先であるネアンデルタール人（12万5000年〜7万5000年前）やクロマニヨン人（3万5000年前）は、頭蓋骨の容積から現代人とほぼ同じ大きさ（1500〜1600cc）の脳を持っていたと推察されています。また、クロマニヨン人以降の人類は、より洗練された道具を使い、仲間と協力して獲物を捕らえ、生き抜くことで、脳の中でも特に前頭葉を発達させていったことが、頭蓋骨の形から証明されています。

　新生児のからだをそっと支えて、足が床に触れるようにすると、まるで歩いているかのように足を交互に動かします。これは、外部からの刺激に対する原始反射の1つで自動歩行といわれています。まもなく、この反射運動は、消えてしまいますが、赤ちゃんは、その後、寝返りができるようになり、這い這いをし、お座りができるようになり、生後1年ほどで立ち上がり、やがて歩き始めます。両手を前に差し出したヨチヨチ歩きは、見ていてハラハラさせられますが、赤ちゃんにとって、歩くことは、楽しく、心ときめく体験に違いありません。

　子どもたちは、歩いたり、走ったり、跳んだりして、重力に抵抗しながらバランス能力を高め、繊細で緻密な動作ができるようになっていきます。脳の重さは、生後10年ほどで成人の90％にもなるといわれています。子どもたちの発育・発達の過程は、まるで、類人猿が、二足歩行をし、道具をつくりながら、脳、特に前頭葉を発達させていった進化の過程をなぞっているかのように思えてきます。

2 情報収集しやすい速度で歩く

「月日は、百代の過客にして、行きかふ人もまた旅人なり。……予もいづれの年よりか、片雲の風にさそわれて漂泊の思ひやまず……」

松尾芭蕉の『奥の細道』冒頭の一節は、芭蕉の胸中、旅に駆り立てられる思い、じっと安穏としてはいられない気持ちで始まります。人々と離別の涙にくれながら、千住を出発し、「奥の細道」の旅に出かけたのは、今から320年ほど前の元禄２年（1689年）の春、芭蕉46歳のときです。江戸を出てから、日光・白河・松島・平泉と奥羽路を北上し、日本海側に出て象潟・柏崎・金沢と北陸をめぐり、大垣に到着したのは９月３日。芭蕉は、51歳で亡くなっていますので、「奥の細道」は晩年の旅であり、かならずしも健康にめぐまれたわけではなく、病弱の身を門人の肩を借り、時には駒に助けられながら150日間、600里、約2400kmを旅したことになります。

芭蕉が毎日歩いたと仮定して、単純に計算してみますと、１日平均４里（約16km）、歩幅を小さく見積もって約３万歩を歩いたことになります。もちろん交通機関の発達していなかった時代のことですから、人跡まれな土地から土地へ苦しい旅を続けながら、芭蕉は自己の詩魂を深め、芸術観を確立したといわれています。

芭蕉に限らず、多くの先人たちが歩きながら自己を高めていった例は、少なくありません。ギリシャの哲学者アリストテレスは、歩きながら考え、講義をし、BC335年にアテネに逍遙学派の学校を開いています。プラトンは、オリーブの木の下を歩きながら講義をし、ソクラテスもアテネの町を歩いては、真理を探究したといわれています。ランボオ、ルソー、カント、ファーブル……例をあげればきりがないほど、彼らは、偉大な歩行者でした。

また、洋の東西を問わず、昔から多くの人が、信仰や修行のため、心のよりどころを求めて長い距離を歩き続けました。江戸時代のお伊勢参りもそのひとつ。「奥の細道」の旅を終えた芭蕉も３日後の９月６日には、「伊勢の遷宮おがまんと、また舟にのりて」旅立っています。明治になると、近代小説に気晴らしや健康のために戸外をのんびり歩く、つまり散歩する人たちが登場してきます。

そして、現在、交通機関が発達し、生活の利便化が進むと、人は歩かなくなり、運動不足の弊害が健康を脅かすようになりました。歩くことは、運動生理学、スポーツ医学などの視点から健康を取り戻すための手段として注目されるようになってきたのです。歴史的に眺めても、歩くことは、単なる移動の手段ではなく、常に何かの目的があるからこそ、人間は歩き続けてきたように思います。

　本書では、主として健康づくりの視点から歩くことにお勧めしていますが、からだの健康だけでなく、自分の持つ可能性を開花させるためにも「歩くこと」を提案したいと思います。ヒトは、直立したことで脳も感覚器官も高い位置に保つことができましたが、さまざまな情報を処理しやすい速度で移動できることが、歩くことのメリットだと思います。情報を処理しながら、ヒトは多くの能力を発達させてきたのですが、「歩く」ことをやめてしまえば、それも失っていくことになるかもしれません。

　かつて哲学者も詩人も科学者も音楽家もみんな「歩く」ことによって思考力や創造力を高めていきました。今、地球の幸せな未来のためにこれまで以上にクリェイティヴな発想が期待されています。それに答えるためにも、もっと歩くことにこだわっていく必要があると思うのですが……

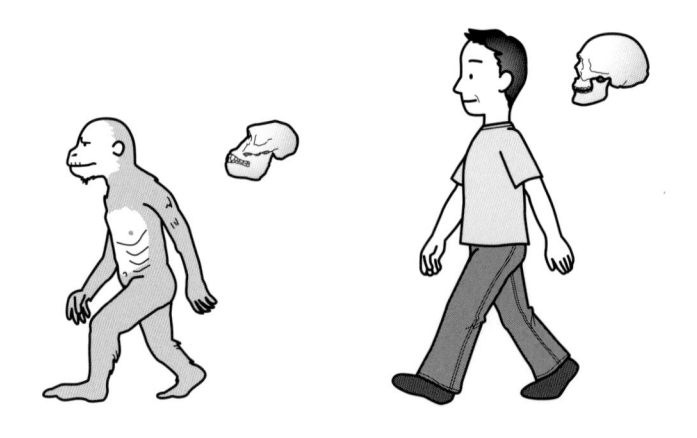

アウストラロピテクス・アファレンシス（猿人）とホモ・サピエンス（ヒト）

3 歩くことへのこだわり
―― 「気づき」からのアプローチ

　歩き始めたころは、どの子も、歩くことが楽しく、興味があり、しりもちをついたり、転んだりしながら、最も快適で効率のよい方法を選択し、上手に歩けるようになっていきます。運動能力の発達には、子どもの好奇心と成功した時の悦び、そして、周囲の期待や励ましに応えて喜んでもらいたい、褒めてもらいたいという気持ちが影響しているように思えます。

　ところが、大人になると、「歩くこと」への関心はうすれ、怪我などで歩行が不自由になった時以外は、どんな歩き方をしているのかを意識することは、ほとんどなくなっています。「よい姿勢で、数m先をみて、かかとから着地して、さっさと1日に30分以上歩きましょう。」といわれ、外見から歩き方を修正しても、自分にとって快適でなければ、歩き続けることはできません。外見的なものは、友人や家族から指摘してもらうことができますし、ビデオなどの映像でチェックすることもできます。しかし、無理のない心地よい歩き方をしているかをチェックするのは、内から観察し、気づくことが必要です。気づきからのアプローチ。それは、歩くことへのこだわりでもあります。赤ちゃんが、楽しみながら学習していったように、歩くことのほんとうの心地よさを再発見してみましょう。

●習慣になっている歩き方をチェックする
■歩きながら、姿勢についてチェックしてみましょう。
- 背筋は伸びていますか？　それとも、背中がまるくなっていますか？
- うつむいていませんか？
- あごが前にでていませんか？
- 腹筋が緩んで、お腹がでていませんか？
- 肩に余分な力がはいっていませんか？

- 呼吸が浅くありませんか？
- ポケットに手を入れたり、両手を後ろで組んで歩く習慣はありませんか？
- いつも同じ肩にかばんをかけたり、いつも同じ手で荷物を持っていませんか？

■歩きながら、足や足の運びをチェックしてみましょう。
- 足先は、どこを向いていますか？（まっすぐ前・外向き・内向き・左右で違う、など）
- 両足の間隔が左右に開きすぎていませんか？　1本の線に沿って歩いていますか？
- 足を前に出した時、つま先が上がり、膝がよく伸びていますか？
- どちらかといえば、膝が伸びず、すり足ではありませんか？
- 歩幅は、大きいほうですか？　それとも小さいほうですか？
- 歩き方は、速いほうですか？　ゆっくり歩くほうですか？
- ウォーキングに適した靴を履いていますか？
- 歩いているうちに足や腰が痛くなったりすることがありますか？
- 外反母趾や魚の目など足にトラブルはありませんか？

■歩きながら、どんな気分かチェックしてみましょう。
- 歩くのは、好きなほうですか？　あまり好きではありませんか？
- からだが重く感じることが多いですか？
- からだが軽く、ずっと歩いていたい気分になることがありますか？
- 1～2停留所でもバスに乗りたくなりますか？
- どちらかの足に体重が多くかかっているように感じませんか？
- 歩きながらどんなことを考えていますか？

　自分のからだや心の状態に気づくと、どんな歩き方をしているかをイメージすることができます。自分の歩く姿を実際に描いてみましょう。他人には、どのように映っているでしょうか？　また、歩いている人を観察し、素敵に歩いている人を探してください。

4 歩くための必要条件とは

歩くための必要条件は、抗重力機能、足踏み運動、バランス機能、推進力の4つです。

①**抗重力機能**：ヒトが直立するためには重力に抵抗して自分の骨格を筋肉でしっかり支えなければなりません。重力に抵抗して立ち上がり、さまざまな動作をする時に使われる筋肉を総称して抗重力筋といいます。どんな動作も抗重力機能が、上手く働いた時に、軽快に動くことができます。ちなみに歩くためには、片足で体重を支え、反対の足にスムーズに体重を移動させていく必要があります。体重は何kgありますか？ その体重を何歳まで支えて歩く自信がありますか？ 抗重力機能を低下させないようにすることが、これからの課題です。

②**足踏み運動**：歩くためには、左右交互に足踏みをしなければなりません。歩くための足踏み運動は、その場での足踏みと異なり、左右交互に前に足を出し、前進する必要があります。歩幅が狭いと、足の裏全体で歩くことになりますが、この歩き方は、歩き始めた赤ちゃんや脚筋力が低下した高齢者の歩行に見られます。膝を伸ばして大きく足を前に出すと、歩幅が広がり、かかとから着地することができます。ただし、前進するには、かかとから足先に体重を移動するための推進力が必要になります。

③**バランス機能**：両足をそろえて立ち、目を閉じると、からだが揺れているのを感じます。片足立ちになってみると、立ち足の足裏でからだのふらつきを微妙にコントロールし、倒れないようにバランスをとっているのを感じることができます。歩くためには、左右交互に体重を移動しながらできるだけ安定した状態を維持できるようバランス機能が働いています。

④**推進力**：前進するには、推進力が必要です。かかとから着地し、前に体重を移動させるためには、後方の足のかかとを上げ、足の指で地面を強く押し、体重をしっかりと前方に移動させなければなりません。さっさと軽快に歩いている人を見ると、しっかりかかとが上がり、強く地面を押して、前に体重を押し出しているのがわかります。

5 快適に歩くための気づきのレッスン

気づきのレッスン1 姿勢への気づき―センターを意識する

　ヒトの重心は、身長を100とした時、地面から52〜57%の位置にあります。ちょうどお臍（へそ）と背骨の中間になり、ここをセンターといいます。センターを意識すると、抗重力筋が無理なく働いて、背筋の伸びたよい姿勢になることに気づきましょう。

- 自然に立ち、両手をウエストの位置におきます。（親指は後ろ、4本の指は前に）
- センターを意識し、腹筋と大臀筋（お尻）を軽く引き締めるようにすると、背骨が引き上げられことに気づくでしょう。（2〜3回）
- あごを軽く引き、首の後ろを伸ばすと、頭が軽く引き上げられることに気づきますか？
- 両膝を軽く緩め、足の裏全体でゆっくり床を押すようにすると、抗重力筋が働いて、膝の後ろが伸び、背骨が腰椎、胸椎、頚椎と引き上げられ、背が高くなっていくのを感じられますか？（2〜3回）

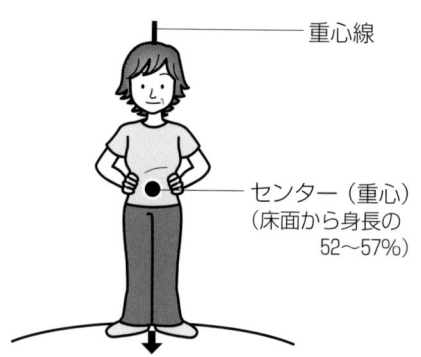

重心線
センター（重心）
（床面から身長の52〜57%）

気づきのレッスン2 呼吸への気づき―肩の力を抜く

　長時間歩くには、楽な呼吸で酸素を十分に取り入れていくことが必要です。無意識のうちに肩に力を入れていませんか？　緊張すると上半身が硬くなり、呼吸が浅くなります。それが習慣になって、肩で呼吸をしている人をよく見かけます。肩の力が抜けると、呼吸も腕振りも楽になります。呼吸への気づきは全身持久力を高めるだけでなく、ストレスの解消にもなります。

- 両肩をすくめて呼吸をして見ましょう。呼吸が浅くなりますね。
- 両肩をすくめて、腕を振ってみましょう。肩に力が入っていると腕を振ることができません。
- 両肩を上げて息を吸い、肩を下げながら息を吐きましょう。（2〜3回）

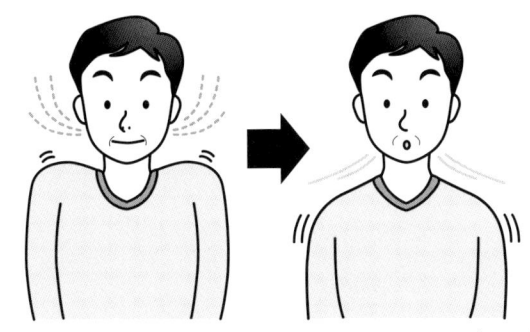

- 両手を引き上げるようにして息を吸い、手を下ろしながら息を吐きます。（2～3回）両手を上げると、肋間筋がストレッチされて、胸郭が広がります。また、あごを上げると「気道」が確保され、肺に空気が入りやすくなります。ウォーキングをする前に深呼吸する習慣をつけましょう。
- 肩の力を抜き、センターを意識しながら、ゆっくりと深い呼吸をします。（2～3回）最近の研究では、深呼吸は、生理活性物質であるプロスタグランジンの合成を促進することがわかってきました。プロスタグランジンには、血管拡張作用や抗血小板凝集作用があるため、血圧を下げ、血栓ができるのを防ぐといわれています。

気づきのレッスン3　足踏み運動への気づき─左右に体重を移動し、片足で立つ

　さっさと軽快に歩くためには、片足に体重をスムーズに移動させて支え、もう一方の脚を引き上げて、前に振り出さなければなりません。スムーズに体重を移動させ、左右交互に片足で体重を支えていることに気づきましょう。

- 両足を開き、膝をやや緩めた状態で立ちます。センターを意識しましょう。
- 右足から左足へゆっくり体重を移動させます。左足で軽く床を押し、膝を伸ばすと、自然に背筋が伸びます。膝を緩めて右足へゆっくり体重を移動させ、右足で床を押すと、自然に膝も背筋も伸びます。（交互に各2回）
- 両足の間隔を少し狭め、同様に左右への体重移動を行ないます。（交互に各2回）
- 体重が片足に完全に乗り、背筋が伸びた時、反対の足を楽に上げることができます。速度をあげてリズミカルに繰りかえします。（交互に各4回）

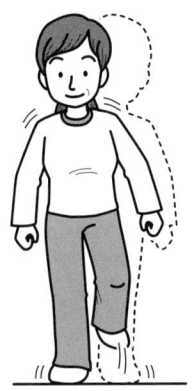

> 気づきのレッスン4　　体重移動の気づき──5cm歩幅を広げ、体重移動をスムーズに

　前後の体重移動には、足首の滑らかな動きが大切です。また少しでも歩幅を広げることを意識すると、自然に膝が伸び、かかとから着地することになります。

- 右足を前に出して、かかとを床につけたまま、つま先を上げて、下ろします。足の向きを確認しましょう（4回）。左足でも同様に（4回）。
- 足先の向きを変えましょう。①つま先をまっすぐ下ろして、上げる。②外向きに下ろして、上げる。③元に戻して（まっすぐ）、下ろして、上げる。④内向きに下ろして、上げる。①②③④の順に繰り返します（4回）。左足でも同様に（4回）。
- 右足をいつもより歩幅を5cm広げるつもりでかかとから着地し、つま先に体重を移動すると、左足のかかとが自然に上がることに気づきましょう。右足のかかとに体重を戻し、体重の前後への移動を繰り返します（4回）。左足でも同様に（4回）。

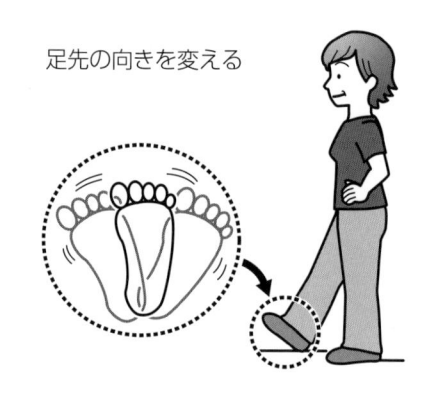

足先の向きを変える

> 気づきのレッスン5　　歩く速度への気づき──楽しい気分で自然にテンポがあがる

　多少嫌なことがあっても、楽しかったことをイメージしながら歩くと快適な気分になり、歩くテンポも自然に上がります。軽快な曲を口ずさみながら歩いてみましょう。

- 時計に合わせ1秒間に1歩、ワン、ツー、ワン、ツーとカウントしながら足踏みします。
- いつも歩いている馴染みの速度で足踏みをします。1分間に何歩か数えてみましょう。
- 1秒間に2歩の速度で、ワン、ツー、ワン、ツーとカウントしながら足踏みをしましょう。この速度が、マーチ（行進曲）で軽やかにさっさと歩けるおすすめの速度です。

6 健康ウォーキングでメタボ予防

●**ウォーキングプログラムのスタート：快適ウォーキングで脳を活性化**

　普段、歩き方を気にすることはほとんどありません。一方、少し歩いただけで疲れやすい、足腰に違和感があるなど、歩くことに不安を感じている人もいます。最初は、どの人も運動量は気にせず、ウォーキングの質を高め、快適に歩けることをめざします。気分的にゆとりの持てる時間を選んで歩いてみましょう。昼休みや帰宅途中、家事が一段落した時など、ゆったり歩きながら、自分のからだと対話する時間をつくりましょう。自分のからだに気づくことができると、歩き方が改善され、快適に歩くことができるようになります。また、からだの不調に早めに気づくこともできるでしょう。プログラムが進んでも、時々、スタート時のプログラムに戻ってチェックするようにしましょう。

　1週目　週3日〜5日、いつもの速度で、1回10分以上、

　気づきのレッスン行ない、快適な歩き方をイメージしてから歩き始めます。2〜3分歩いたら、歩きながら次の点をチェックしてみましょう。

①センターを意識しましょう。
②肩は、リラックスできていますか？　呼吸は楽ですか？
③足先を前に向けて、いつもより歩幅を5cm広げましょう。
④後方の足のかかとを上げ、推進力をつけて体重を前に移動します。
⑤気持ちよく歩けていますか？

●**マーチで軽快ウォーキング：1秒間に2歩の速度で運動不足解消**

　日ごろの運動不足が気になっている人向けのプログラムです。ウォーキングの質を落とさず、運動量をあげるために、1週目のプログラムから開始し、マーチの速度で歩ける時間を徐々に増やします。ウォーキングの質を落とさず、日頃の運動不足状態から、無理せず抜け出しましょう。

2週目 週3日～5日、(いつもの速度で2分＋1秒間に2歩の速度で2分)×3＝12分

　いつもの速度で歩きながら、①センターを意識する。②肩の力を抜く（呼吸と腕振りをチェック）③歩幅を5cm広げる。④体重の移動をスムーズに。⑤気持ちよく歩く、をチェックしましょう。

　1秒間に2歩の速度で歩く場合は、ちょっと立ち止まって、時計を見ながら10秒数えます。その場で1秒間に2歩のテンポで、足踏みをしてから歩き出しましょう。イーチ（右、左）、ニー（右、左）、サーン（右、左）と60まで数え、これを2回繰り返します。

3週目 週4日～6日、(いつもの速度で2分＋1秒間に2歩で3分)×3＝15分

　1秒間に2歩のマーチが3分になります。息切れしないか、足に疲れが出ないかをチェックしましょう。息切れするようでしたら、2週間目のプログラムに戻します。姿勢や歩き方をショーウィンドウに映してチェックしましょう。

4週目 週4日～6日、(いつもの速度1分＋1秒間に2歩で4分)×2＝10分　1日2回

　さっさと歩くことにも慣れてきたと思います。最初の1分だけ数えれば、数えなくても歩けるかもしれません。1日に10分×2回、20分のプログラムを計画的に実施しましょう。センターや呼吸、推進力などをチェックしながら歩きましょう。膝、腰、足首などに負担がかかっていないでしょうか？　ちょっと無理していると感じたら、1週前のプログラムに戻り、歩き始める前に気づきのレッスンを行ないましょう。マーチで歩いたあと、脈拍を測ってみましょう。10秒間の脈拍数を6倍します。息切れせず脈拍数が100拍程度の歩き方になっていますか？

　ピッチが上がり、脚筋力がついてくると、歩幅が広がり、自然に距離が伸びてきます。無理なく歩けるようになったら、1日に2回のウォーキングを行ないます。通勤や買い物（スーパーの宅配を利用し、重い荷物は持たず軽快に歩く）の往復を利用するのもよいでしょう。長時間立ち姿勢を続けると脚がうっ血してきます。そんな時、2～3分でもマーチで歩くと血液循環が改善し、疲労回復にもなります。

●メタボ予防の健康ウォーキング：内臓脂肪型肥満の予防＆解消プログラム

　1秒間に2歩のマーチにもなれてきましたので、いよいよメタボ予防のウォーキングプログラムをスタートさせます。無理せず、あせらず、1ヵ月で1kgの減量を目指します。これまでの1ヵ月4週間のプログラムは、ウォーキングの質を高め、運動量を確保するためのウォーミングアップです。自分の歩き方を内観できるようになったことは、これから先、ウォーキングを継続する限り、かならず、「やっていてよかった」と実感されるはずです。

　1ヵ月で1kgの減量をめざすためには、1ヵ月で9,000kcalを減らす必要があります。運動だけで1日に300kcalを消費するには、かなり運動しなければなりませんが、メタボリックシンドロームの場合、肥満、高血圧、高血糖、高脂血などのリスクを持っていますので、無理な運動はできません。体脂肪を落とすためには、消費エネルギーが摂取エネルギーを上回ることが必要です。（ 消費エネルギー＞摂取エネルギー ）

　そこで、今回のプログラムは、運動＝ウォーキング30分で消費エネルギーを150kcal増やすとともに、食事のコントロールで摂取エネルギーを150kcal減らすことで1日300kcal、1ヵ月で9,000kcalを減らす計画です。9,000kcalは、脂肪1g＝9kcalですから、脂肪1kgの減量に相当します。(76頁参照)

　今回から記録をつけることにしましょう。体重の変化をグラフにするのもよいでしょう。記入表の例を参考にして、使いやすいように工夫します。体重測定は、起床時（トイレをすませて）、あるいは夕食前の入浴時など、同じ条件で測るようにします。

（例）目標：3ヵ月で3kgの内臓脂肪を燃やす。

月　日（曜）	歩行時間	脈拍（前―直後）	体重	食事（○△×）　感想
10月6日（月）	10分×3回	70拍―110拍	75.4kg	△　ご飯1杯分のみ

〈メタボ予防のウォーキングプログラム〉

週5〜6日（1日は休み）、1日30分以上（2〜3回に分けてもよい）、
目標脈拍数：カルボーネン法で予備力の40％の負荷で設定

〈例〉男性、会社員（デスクワーク）、年齢50歳、安静時脈拍数70拍

最高脈拍数＝220－50＝170　　予備力＝170－70＝100拍

負荷脈拍数＝100×0.4＝40拍　　目標脈拍数＝70＋40＝110拍

ウォーキングは、1日30分以上を目標とします。日常生活に取り入れやすく、体力的に負担にならない方法を選択しましょう。

　　1回10分×3回、または、1回15分×2回

どちらでも結構です。2ヵ月目からは、1回30分以上のプログラムになっていますが、自分の体力やその日の体調に合わせて、2〜3回に分けてもかまいません。

今回から目標脈拍数を設定し、運動強度を自覚するために脈拍数を測定します。自覚的な運動強度として、「ややきついと感じる」程度で歩くようにしましょう。

このプログラムでは、週1〜2日は、ウォーキングを休みます。どうしても歩かなければと思うと、それだけで負担になりますので、ちょっと息抜きをしましょう。お休みの日は、ゆったりした気分で、ストレッチと腰痛・膝痛予防体操などを行ないましょう。（128〜136頁参照）

1週目 〈いつもの速度でウォーミングアップ ── 自覚的運動強度をチェック〉

　　週5〜6日、（いつもの速度1分＋マーチ4分）×2＝10分　1日3回

　　または、（いつもの速度1分＋マーチ4分）×3＝15分　1日2回

いつもの速度の1分間は、ウォーミングアップです。同時に歩き方をチェックします。
①センターを意識する　②肩の力を抜く（呼吸と腕振り）　③歩幅を5cm広げる
④体重移動をスムーズに　⑤心地よく歩く

1秒間に2歩のマーチの自覚的運動強度（楽、ややきつい、かなりきつい）をチェックしましょう。

2週目 〈脈拍数の測定〉

　　　　週5～6日（いつもの速度1分＋マーチ9分）×3＝30分
　　　　　　1日に15分ずつ2回に分けてもよい

　イスに座って安静時の脈拍数を1分間測ります。　安静時＝（　　　）拍
　ウォーキング直後の脈拍数を10秒間計って6倍します。　運動後＝（　　　）拍
1週目と同様に無理なく歩けているか、自覚的運動強度のチェックを行いましょう。きつく感じられる場合は、1週前のプログラムに戻します。

3週、4週目 〈ウォーキングに適した靴で歩く〉

　　　　週5～6日、　いつもの速度1分＋マーチ30分
　　　　　　または、（いつもの速度1分＋マーチ15分）×2回

　きつく感じたり、時間がとれない場合は、1日2回に分けてもよい。
　1週目と同様に歩き方、自覚的運動強度のチェックと脈拍数の測定。
　ウォーキングに適した靴を履いていますか？　歩行時間が長くなると、足に負担がかかります。舗装道路を歩くことが多かったり、靴底が硬かったりすると、疲労や痛みが出ることがあります。ウォーキングシューズのチェックをしましょう。(75頁参照)

5週、6週目 〈食生活のコントロール〉

　　　　週5～6日、　いつもの速度1分＋マーチ30分以上

　2ヵ月目に入りました。体調はいかがですか？　きついと感じたら、いつでも前のプログラムに戻りましょう。前に進めるよりも、継続することが大切です。あせることはありません。
　食生活は、順調にコントロールできていますか？　食生活は、健康づくりの基本です。1日に3食きちんと食事をしていますか？　食生活が乱れると、このプログラムの効果をあげることができません。食生活のチェックを怠らないようにしましょう。(78頁参照)

7週、8週目　〈のどの渇きは水分補給を促す信号〉
　　　　　　　週5〜6日、いつもの速度1分＋マーチ30分以上

　30分も歩くと冬でも汗ばんできます。気温が上がってくると、涼しい時間帯を選んでもかなり体温が上がり、汗がでて体内の水分量が減少し、のどの渇きを感じるようになります。のどの渇きは体からの水分補給を促す信号です。小さなペットボトルを携帯し、すぐ水分を補給するようにしましょう。清涼飲料水は糖分が多いので気をつけましょう。

9週、10週目　〈日常生活の身体活動量をチェック〉
　　　　　　　週5〜6日、いつもの速度1分＋マーチ30分以上

　3ヵ月目に入りました。体力の余裕が感じられるようでしたら、日常生活での身体活動量に目を向けましょう。できるだけエスカレーター、エレベーターを使わず、階段を使いましょう。勤務している人はデスクワークの合間に軽くストレッチを行ない、昼休みには散歩をしてみましょう。また、休日は、家族とサイクリング、ハイキング、軽いスポーツなどを楽しんではいかがでしょう。

11週、12週目　〈楽しく歩いて目標達成〉
　　　　　　　週5〜6日、いつもの速度1分＋マーチ30分以上

　歩いている時の気分はいかがですか？　どんなことを考えながら歩いてきましたか？
　季節の移ろいを感じてきましたか？　歩いている人を観察していると、姿勢や歩き方でその人の性格やその時の心の状態が想像できるような気がします。できるだけ前向きに楽しいことをイメージしながら歩きましょう。歩調も軽快になるはずです。

　3ヵ月、90日が過ぎました。目標は、達成できましたでしょうか？　これまで多くの人にウォーキングを勧めてきた経験によれば、3ヵ月継続した人たちの多くは、歩くことが習慣になっただけでなく、健康づくりへの関心が高くなるようです。ウォーキング以外の運動・スポーツを始めた人や、自然食に興味を示し、男の料理教室で調理を学び始めた人もいます。これから先は、ご自分で計画を立て、更なる目標に向けて歩き続けてくださることと期待しています。

誰でもできる健康ウォーキング ― 6章

■ 靴選びのチェックポイント

A　足にフィットしている
　　①足指が自由に動かせる
　　②つま先に余裕がある
　　③爪が押されていない
　　④足の甲が適度に固定されている
　　⑤靴の中で足がずれない（土踏まず、足指の付け根、かかとの丸み）

B　疲れない　：⑥軽い
　　　　　　　⑦靴底は、滑りにくく、衝撃を吸収する。

C　蒸れない　：⑧素材は、通気性、発汗性に富んでいる。

D　調節できる：⑨靴紐やマジックテープで足に合わせられる

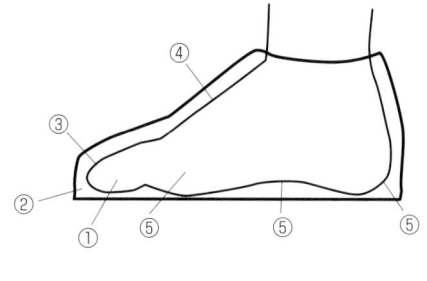

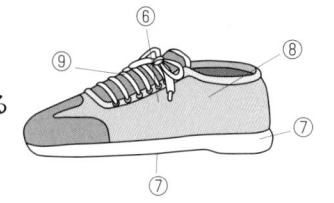

■ 健康ウォーキング［気づきからのアプローチ］

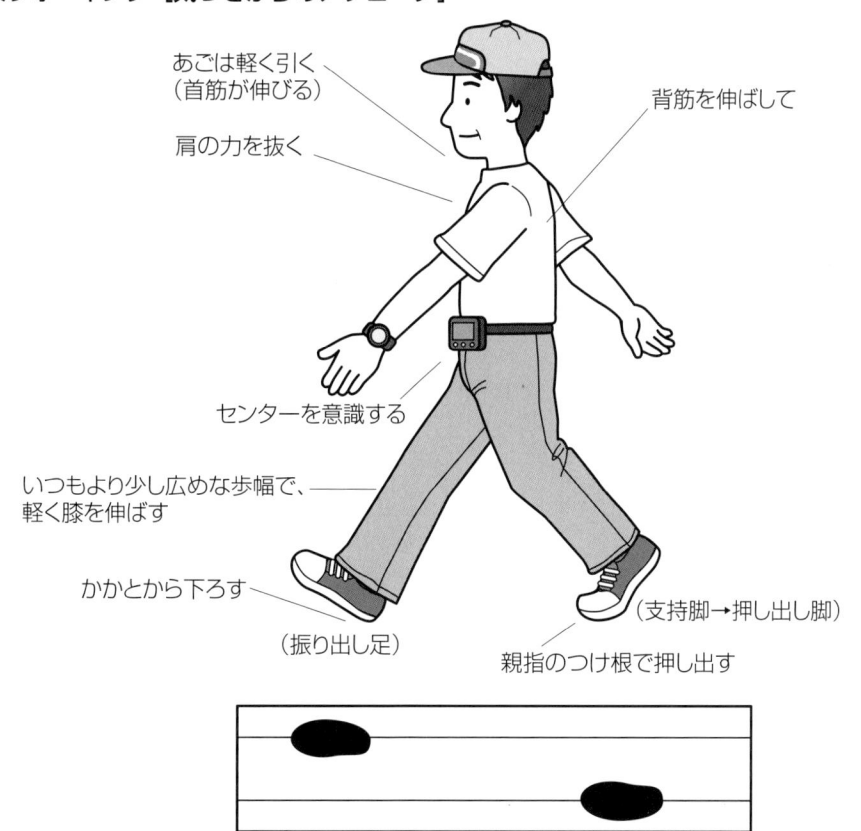

- あごは軽く引く（首筋が伸びる）
- 肩の力を抜く
- 背筋を伸ばして
- センターを意識する
- いつもより少し広めな歩幅で、軽く膝を伸ばす
- かかとから下ろす（振り出し足）
- 親指のつけ根で押し出す（支持脚→押し出し脚）

足先を真っすぐ向けて、外また、内またにならないように

7 メタボ予防の減量は、食事コントロールと運動で

●摂取エネルギー150kcalを減らす方法

　運動だけで減量するのは、容易なことではありません。ヒトのからだは、省エネにできていて、こんなに運動したのにと思ってもそれほどエネルギーを消費していないのが実情です。だから、ほんの少しずつでも摂取エネルギーが消費エネルギーを上回っているといつの間にか脂肪として蓄積されていきます。表6-1は、年齢別エネルギー摂取基準（1人1日当たり、推奨量）で、「身体活動レベルⅡ　普通」(30頁、表4-2参照)の場合です。日頃の食生活は、身体活動レベルからみて、摂取エネルギーが多すぎていないか、外食や間食などのエネルギー量を参考に反省する必要があるかもしれません。

　今回の減量プログラムは、運動で消費エネルギーを150kcal増やすと同時に摂取エネルギーを150kcal少なくして、1日計300kcalの減量をこつこつと続けて1ヵ月で1kg、3ヵ月で3kg減量する計画です。

　例えば、ごはん1杯（135g）で約200kcalですから、ご飯を少し減らし、1食で50kcal少なくすると、3食で150kcal減らすことになります。また、間食やお酒が習慣になっている人は、図6-1を参考に1日100kcalのおやつやお酒を減らしてみましょう。

　さっさと30分歩いて消費するエネルギーは150kcalに過ぎません。ウォーキングのできない日は、休肝日でお酒はお休みにするなど、さらに1日100kcal以上減らします。

　この取り組みを最後のチャンスだと思ってチャレンジしてください。ウォーキングのプログラムを楽しいものにして、結果を出すようにがんばりましょう。

表6-1　年齢別エネルギー摂取基準（1人1日当たり、推奨量）　使用期間　平成17年度～21年度

	18～29歳	30～49歳	50～69歳	70歳以上
男	2,650kcal	2,650kcal	2,400kcal	1,850kcal
女	2,050kcal	2,000kcal	1,950kcal	1,550kcal

推奨量は、身体活動レベルⅡ（ふつう）の場合

厚生労働省「日本人の食事摂取基準」（2005年版）より抜粋

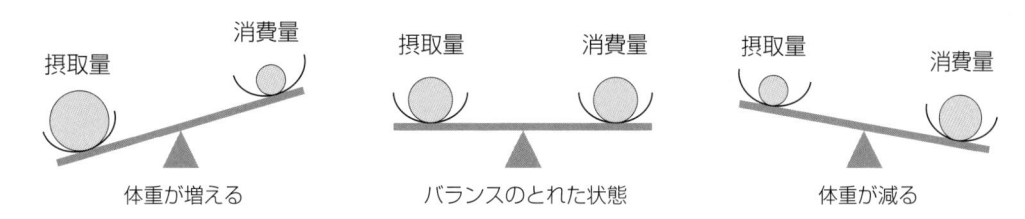

エネルギー摂取量と消費量のバランス

● **食習慣を見直す**

　食事の習慣は、自分の性格や育った環境にも影響を受け、また、長い人生の中で自然に身についたことなので、自分で気づかないことも少なくありません。この際、改めて自分の食習慣に気づき、見直してみましょう。

①欠食をすることがよくある。例えば、朝食抜きなど　　　　　　　　　Yes, No

②食事をするのが早く、早食いのほうである。　　　　　　　　　　　　Yes, No

③腹一杯になるまで食べないと物足りない。　　　　　　　　　　　　　Yes, No

④夕食時間が、9時以降になることが多い。　　　　　　　　　　　　　Yes, No

⑤夜食を摂る習慣や夕食後に何か甘いものなど食べる習慣がある。　　　Yes, No

⑥肉料理、揚げ物などが好きでよく食べる。　　　　　　　　　　　　　Yes, No

⑦ご飯をおかわりして食べる。　　　　　　　　　　　　　　　　　　　Yes, No

⑧好き嫌いが多いほうである。　　　　　　　　　　　　　　　　　　　Yes, No

⑨清涼飲料水や缶コーヒーなどをよく飲むほうである。　　　　　　　　Yes, No

⑩濃い目の味が好きである。　　　　　　　　　　　　　　　　　　　　Yes, No

　以上の質問にYesが多いほど、太りやすい食習慣の傾向があります。食事量と同時に食事の質が大切です。栄養のバランスが取れているかもチェックする必要があります。健康診断でチェックしてもらえることもありますので、相談してみてください。

● ダイエットのための食事 ── 10のポイント

　減量プログラムを実施するためには、次のことに留意して、できるだけ時間をかけて楽しく食事をするようにしましょう。

① 1日3食きちんと食べる。不規則だとカロリーコントロールができません。また、欠食するとからだの防衛機能が働いて、エネルギーを体内に貯めようとするため、太りやすくなります。

② ゆっくり、1口20回以上の咀嚼（そしゃく）を目標に、よく噛んで食べましょう。早く食べると満腹中枢への信号が追いつかず、食べ過ぎてしまいます。

③ ダイエット中は、腹8分目から腹7分目をめざしましょう。食べ過ぎると体が重くなり、動くのが億劫になります。動きやすい軽快なからだをイメージしてください。

④ 脂肪分の多い肉料理（ハンバーグ、とんかつ、ビーフシチューなど）は控えめにし、できるだけ脂肪分少ない赤身を使い、焼く、ゆでるなど調理法を選びましょう。

⑤ ご飯、パン、麺類などの炭水化物は、エネルギー源として必要ですが、摂り過ぎると余分なエネルギーが体脂肪として蓄積されます。

⑥ 好き嫌いなく野菜や海藻類をたくさん食べましょう。多くの食物繊維が含まれていますし、低カロリーのうえ、ミネラルやビタミンなどが豊富に含まれています。

⑦ おやつ、お酒などは、カロリーが高いだけで、3食きちんと食事をしていれば、必要ありません。食べたり、飲んだりする楽しみもありますが、やけ食いややけ酒にならないように気をつけましょう。楽しむ程度にしたいものです。水の代わりに清涼飲料水を飲む習慣はぜひやめるようにしましょう。

⑧ 味付けは薄味にしましょう。調味料が手元にあるとつい使いすぎてしまいます。濃い味付けは、つい食が進んでしまいます。

⑨ お茶碗などの食器は、少し小ぶりのものを使いましょう。また、小皿や小鉢に盛り付けて見た目の満足も大切です。

⑩ 食事時間は早めに、夕食後から就寝時間まで3時間以上空けるようにしましょう。夜は活動量が低下しますので、夜食や遅い夕食は、体脂肪として蓄えられます。

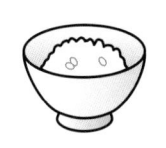

誰でもできる健康ウォーキング —— **6**章

ご飯1杯（150g） 250kcal	食パン6枚切り1枚（60g） 160kcal	もち1切れ（50g） 120kcal	ざるそば1人前 310kcal
目玉焼きハンバーグ＋ ご飯1杯 850kcal	ビッグマック1個 550kcal	ミートソーススパゲティ 790kcal	しょうゆラーメン 440kcal
アイスクリーム（120g） 270kcal	ポテトチップス1袋 （65g）360kcal	塩せんべい1枚 （10g）40kcal	ミルクチョコレート1枚 （70g）390kcal
大福1個（50g） 120kcal	串団子1本（50g） 100kcal	ショートケーキ1個 （100g）340kcal	アロエヨーグルト （125g）110kcal
缶ビール（350cc） 140kcal	日本酒1合（180cc） 190kcal	ワイン1杯（白、赤80cc） 60kcal	焼酎（35度 80ml） 160kcal

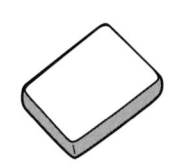

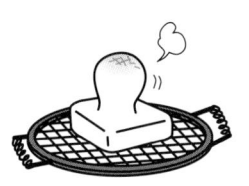

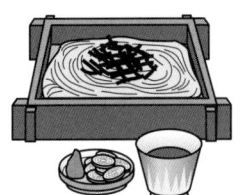

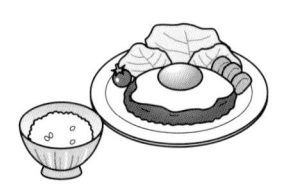

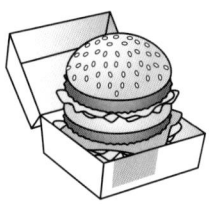

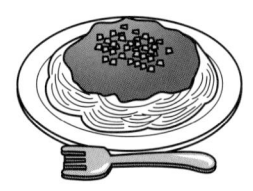

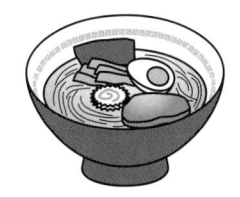

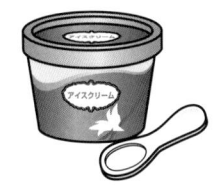

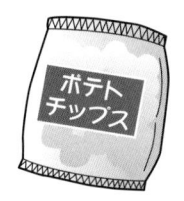

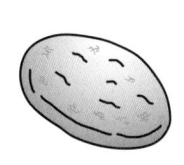

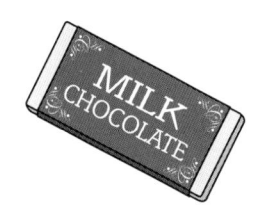

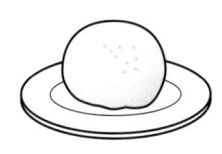

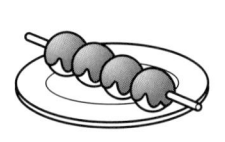

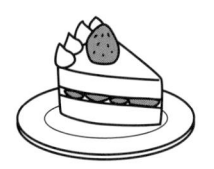

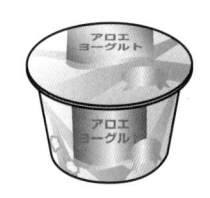

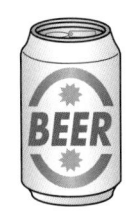

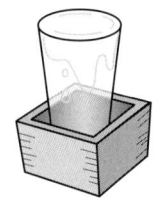

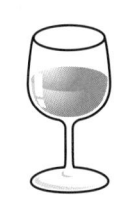

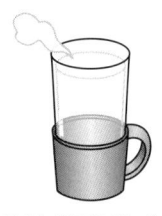

図6-1　主食、酒類、間食のエネルギー量（概算）

『新カラーガイド 食品成分表』（大修館書店）『高校生のための生活データブック』（同）より

79

内臓脂肪を減らす生活の工夫

① 体重の自己管理、毎日決まった時間に体重を量って記録する。（壁に貼る）

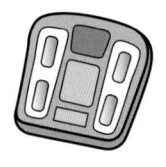

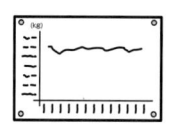

② 食事は1日3食、バランスよく、間食を控える。

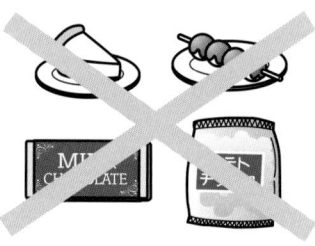

③ 1回10分以上のウォーキング、1日30分以上を目標に。通勤時間を利用する。

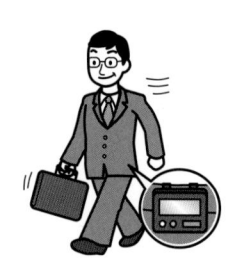

④ 動物性脂肪を減らし、野菜多めの献立に。

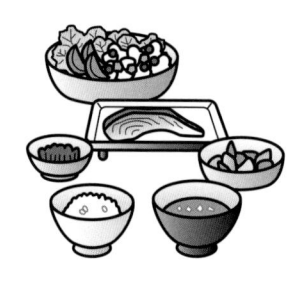

⑤ デスクワークの合間に、ストレッチなどの体操を。

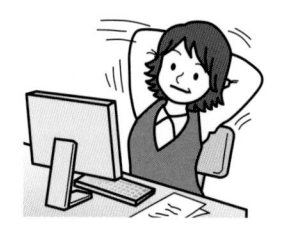

⑥ エスカレーター、エレベーターはなるべく使わず階段を。

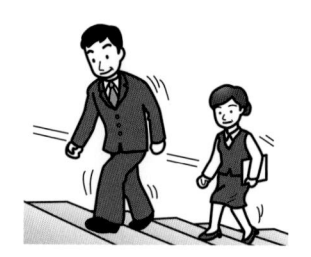

第7章

リズミカルに
エアロビックダンスを

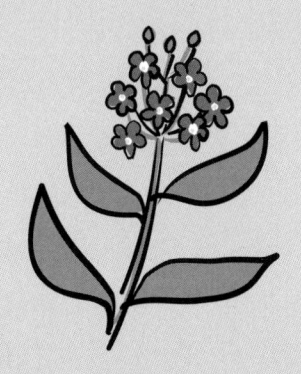

1 ウォーキングしながら、からだを動かす

　ウォーキングは、エアロビクスの中でも、誰にでもできる健康づくりの運動として定着してきました。運動不足の人にとって、全身のリズミカルな運動は、血液の循環をよくし、ストレス解消や疲労の回復にも役立ちます。歩きながら、からだの気になる部位を一緒に動かしてみることをお薦めします。昼休みなどに会社の屋上や近くの公園を歩きながら両手を上げてストレッチをしたり、家事の合間に足踏みしながら、体操するのもよいかもしれません。「そんなこと恥ずかしくて」とか「とても難しくて、できそうもない」とあきらめないで、手始めに１，２，３，４，５，６，７，８と８ビート（８拍子）で歩数をカウントしながら足踏みをしてみましょう。肘を軽く曲げ、元気に腕を振りながら足踏みします。それができたら、次のレッスンを始めましょう。

①２歩ごとに、肩をあげたり（１，２）、下げたり（３，４）しながら足踏みをしましょう。肩の上げ下げを４回行なったら、８ビートを２回分歩きます。このことを次のように書きます。（肩の上げ下げ４×４回、ウォーキング８×２回）

②足踏みをしながら、胸の前で両手を握り（１，２）、両手を開いて前に押し出します。（３，４）４回繰り返してから、ウォーキングをします。（両手を前に４×４回、ウォーキング８×２回）

③足踏みしながら、胸の前で両手を握り（１，２）、両手を開いて、頭上に高く上げます。（３，４）４回繰り返してから、ウォーキングをします。（両手を上に４×４回、ウォーキング８×２回）

①～③を順に繰り返しましょう。

　最初は戸惑うかもしれませんが、カウントしながら、動作の組み合わせや繰り返す回数などを意識しながら運動すると、脳・神経系が機能し、２回、３回と繰り返すうちにリズミカルに動けるようになるはずです。

子ども時代は、新しい動きを体験するたびに、何度も何度も繰り返してよい動きを探り、スムーズにできるようになることで脳の神経回路が発達するといわれています。ところが、大人になるにつれて、新しい動きをする機会がなくなり、できていたこともやらなくなり、日常生活では、限られた範囲でしかからだを動かさなくなります。新しい動きをすることがなくなり、挑戦してもすぐあきらめてしまうようでは、まだまだ残されている可能性を引き出すことはできないのです。動きを創造することは、脳の前頭葉の働きなのです。

　人には、応用力がありますから、一つできるようになると、次々に応用することができ、リズミカルに動けるようになります。好きなメロディでも口ずさみながら動けるようになったら、しめたものです。その調子で、肩を叩いたり、交互に握りこぶしを前に突き出したり、両腕を大きく回したり、思いつくままに様々な動きを取り入れてみましょう。エアロビックダンスは、こんな簡単な動きの組み合わせですから、気軽に始めてみてください。日常の動作もシャープになり、ぐっと若返ります。

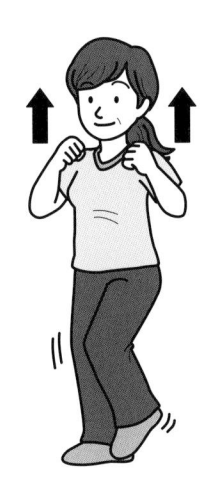

①足ぶみしながら肩をあげたり下げたり　②足ぶみしながら両手を開いて前に押しだす　③足ぶみしながら両手を開いて頭上に高くあげる

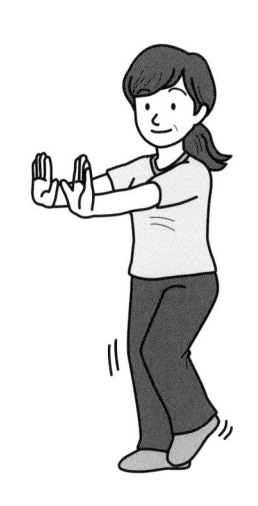

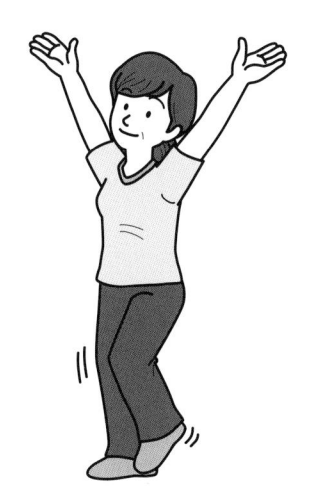

足踏みしながら腕を動かす

2 エアロビックダンスの基礎知識

（1）音楽にのって、リズミカルに全身を動かす

　ウォーキングに代表されるエアロビクスは、健康づくりの運動として効果的であることは周知の通りですが、歩く運動そのものは、下肢の運動が中心で、単調で、あまりにも日常的であるため、他のスポーツや運動に比べると、楽しくてやめられないという魅力に乏しいように思います。もちろん、ウォーキングの魅力に取り付かれた人も少なくありません。各地で行なわれるウォーキングのイベントには健脚ぞろいのウォーカーが参集し、大会でのタイムを競うところもあります。また、中年になってからジョギングを始め、走ることが好きになり、どんどん走り続けて、マラソン大会に参加するようになった人もいます。

　しかし、メタボ予防で歩きだした人たちは、どちらかといえば、やむなく歩いている人も少なくなく、三日坊主ではないにしても、途中で挫折しかねない人たちです。そこでお薦めするのが、エアロビックダンスです。ただし、競技としてではなく、健康づくりが目的です。

　エアロビックダンスの最大の特徴は、音楽にのって全身をリズミカルに動かすことです。ウォーキングとほぼ同じ強度で、下肢の運動を続けながら、有酸素運動の効果を引き出し、上肢の運動をプラスして、ウォーキングだけでは得られない総合的な体力アップを目指しています。下肢の運動もただ単調に歩くだけではなく、様々なステップを加え、音楽にあわせて軽快に全身を動かしますので、ウォーキングよりも動きのバリエーションがあり、ノリがよいので、少し太めの男性にもぜひ体験して欲しいと思います。

　スポーツジムや地域の健康センターなどで行なわれている「メタボ予防　エアロビクス教室」は、大変な人気で、特に通勤前の時間帯をちょっと一汗かいてというサラリーマンで早朝の教室は一杯だそうです。その魅力は、新しい動きができるようになっていく達成感と、自分なりの表現ができ、音楽にあわせてかっこよく自分を見せることがで

きることだといいます。

　Mさん（58歳、男性）は、健診で肥満、高血糖を指摘され、スポーツジムに通い始め、運動メニューを片手に黙々とエアロバイクをこいだり、ダンベルで筋力アップをしたりがんばってみたものの、あまり効果も上がらず、理由をつけて休みがちになっていました。ある日、何気なく、エアロビックダンスのスタジオを覗いたところ、「どうぞ」と声をかけられ、つい参加してしまったのですが、幸いなことに、初心者クラスだったため、どの人も他人に目をくれる余裕もなく、Mさんも夢中でからだを動かしているうちにレッスンが終わり、久しぶりに気持ちのよい汗をかくことができました。

　Mさんが、エアロビックダンスを始めてちょうど1年ですが、見事に体型が変わり、久しぶりにあった友人から、「別人のように若々しくなった」と驚かれています。それまでは、自分のからだを鏡で見ることなど恥ずかしくてできなかったというMさんですが、今では、鏡の前でのエアロビックダンスに熱中しています。「2年前の体型には、戻りたくないと思います。エアロビックダンスは、週1回ですが、毎日のウォーキングも姿勢を意識し、さっさと歩けるようになり、血糖値もほぼ正常になりました。定年になったら、まず、四国八十八ヶ所の霊場をめぐる計画です。」

　Mさんを見ていると、健康や体力に自信がつくと、気力も充実し、前向きな生き方ができるようになるのではないかと感じます。

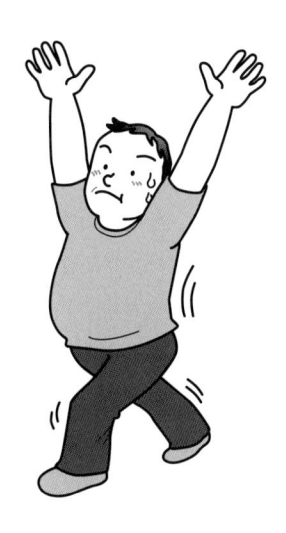

メタボ予防にエアロビクス

（2）エアロビックダンスの構成と健康・体力づくりの目標

　エアロビックダンスは、音楽にのってリズミカルに全身持久力を高めるエアロビクスと筋機能を高めるエクササイズとをコーディネイトさせ、限られたスペースでも効果的に運動量を確保することができます。

　図7-1は、エアロビックダンスの構成と健康体力づくりの目標を示しています。エアロビックダンスは、文字通りエアロビクス＝健康・体力づくりの有酸素運動として構成されます。運動強度の目安になるのが、ウォーキングステップをはじめとする簡単なステップです。有酸素運動としての効果をあげるためには、体力や健康状態によってどのレベルのステップを選ぶかが課題になります。これが重要なポイントなので、太い線で示しておきました。

　右の枠は、ステップに組み合わせる各部位のエクササイズを示しています。一定強度でステップをしながら、上肢、上体の運動をバランスよく組み合わせて、総合的に筋力、筋持久力などを向上させます。左の枠が、リズミカルに楽しく動きを引き出してくれる音楽です。運動の強度を一定にするため、運動強度にあったテンポの曲を選択します。

　3つの枠の下には、今、求められている健康・体力づくり目標を上げ、エアロビック

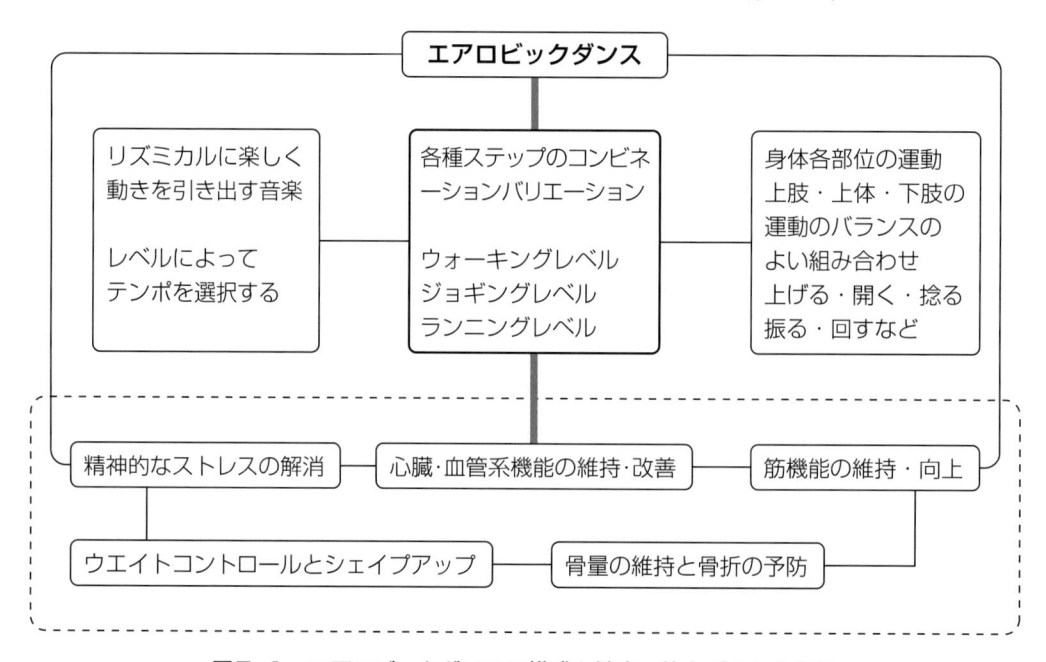

図7-1　エアロビックダンスの構成と健康・体力づくりの条件

ダンスがそれぞれの目標にどのように関わっているかを示しました（「 」内）。

　まず、一定の運動強度でステップすることによって「心臓・血管系機能の維持・改善」を、身体各部位の運動によって「筋機能の維持・向上」を、そして、リズミカルで、楽しく動ける音楽は、「精神的なストレスを解消」してくれることでしょう。さらに、エアロビックダンスを体力や健康状態などの個人差を配慮しながら継続することによって、消費エネルギーを増やし、「ウエイトコントロールとシェイプアップ」をめざします。中高年期は、「骨量の維持と骨折の予防」が課題になります。ステップすることで、骨の長軸方向に負荷をかけて骨量を維持し、リズミカルで多様な動きづくりによって、からだのコントロール能力を維持・改善し、転倒による骨折予防をめざします。

（3）エアロビックダンスのさらなる効果

　これまでの研究によりますと、性別、年齢、体力、健康状態などの個人差を配慮して構成されたエアロビックダンスには、次のような効果を期待することができます。

①最大酸素摂取量が増え、全身持久力が高まる。
②呼吸運動が盛んになり、肺の換気量が増える
③1回拍出量が増え、安静時脈拍数が減り、心臓の予備力が増える。
④血液の流れが改善され、高血圧症を予防する。
⑤HDLコレステロールが増え、動脈硬化を予防する。→冠動脈疾患などの死亡率を低下させる。
⑥高血糖を改善し、インスリン非依存型糖尿病を予防し、また、その進行を抑える。
⑦肥満を改善し、身体組成を整え、シェイプアップする。
⑧筋力・筋持久力・柔軟性を高め、パワフルでしなやかな動きが可能になる。
⑨バランス能力や敏捷性が改善され、転倒を予防する。
⑩音楽にのって常に新しい動きのコーディネーションを楽しく体験することで、脳神経系が活性化し、精神的なストレスも解消する。
⑪骨量を維持し、骨粗鬆症を予防する。
⑫スポーツや運動に対する興味や関心が高まる。

①～③は、呼吸循環器系機能の改善による全身持久力の向上です。また、④～⑦は、生活習慣病やメタボリックシンドロームの予防効果です。⑧～⑫は、エアロビックダンスの構成による効果で、バランスよく全身の筋力をアップさせ、バランス能力や敏捷性などの運動機能を向上させます。また、音楽にのって楽しくからだを動かすことで、ストレス解消が期待できます。更年期以降の女性にとっては、骨粗鬆症を予防し、転倒しないからだづくりをしておくことが大切です。エアロビックダンスは、姿勢や呼吸、トレーニング方法などについて学ぶ機会が多く、自然にスポーツや運動への興味や関心が高まります。

（4）エアロビックダンスの運動強度—安全にエアロビクスの効果を引き出す—

エアロビクスの効果をあげるには、体力や健康状態、年齢や性別などにも配慮して、運動の強度を設定することが大切です。本来は、最大酸素摂取量の何％程度の強度にするかを判断するのですが、測定に手間がかかるため、一般的には、カルボーネン法で目標脈拍数（心拍数）を設定し、運動中の脈拍の測定と自覚的運動強度で自分に適した強度であるかを判断します。（54頁参照）

ここで再度、カルボーネン法による目標脈拍数の求め方を示しておきます。

安静時脈拍数の測定：（　　　）拍／分
最高脈拍数：220－年齢（　　　）歳＝（　　　）拍／分
心臓の予備力：最高脈拍数－安静時脈拍数＝（　　　）拍／分
運動負荷脈拍数：心臓の予備力×（何％にするか個人差で設定）＝（　　　）拍／分
目標脈拍数：安静時脈拍数＋運動負荷脈拍数＝（　　　）拍／分

エアロビックダンスの運動強度は、そこで用いられるステップ（足の動き）や曲のテンポなどによって、次の3段階に区分します。

①**ウォーキングレベル：**

ウォーキングステップとそのバリエーションで構成されます。垂直方向への体重移動が少ないので、下肢へ負担がそれほどありません。

運動負荷脈拍数は、心臓の予備力の40％～60％として、目標脈拍数を求めます。ま

た、曲のテンポは、1分間に100ビート（100bpm）〜130ビート（130pm）で、もっともポピュラーなテンポが120bpm、マーチ（行進曲）と呼ばれるテンポです。基礎体力をつけたい人、メタボが気がかりの人、肥満を解消したい人、中高年の人、気軽にストレスを解消したい人、健康上やや問題はあるものの医師の許可が得られている人向けのレベルです。生活習慣病、特にメタボや内臓脂肪型肥満の解消の運動処方は、ウォーキングレベルでプログラムを作成します。ウォーミングアップ、クーリングダウンを忘れず行ないましょう。

②**ジョギングレベル：**

　軽いジョギングやホップ（片足とび）、そのバリエーションで構成され、軽快な動きができます。運動負荷脈拍数は、心臓の予備力の60％〜70％として目標脈拍数を求めます。曲のテンポは、130bpm〜150bpm程度とし、動きの構成や持続時間にも気を配りながらエアロビックダンスの構成にあたります。エアロビックダンスの経験者で、基礎体力のある健康な人に向いています。ホップなどの跳躍系のステップが入りますので、ウォーキングレベルより、足腰に負担がかかります。無理をしないようにしましょう。

③**ランニングレベル：**

　健康で体力のある20〜30歳代の人に向いています。ホップ、ジャンプ、ギャロップなど跳躍系のステップが多く、垂直方向への体重の移動があるため、ジョギングレベルより足腰への負担が大きくなります。運動負荷脈拍数は、心臓の予備力の70％〜80％で目標脈拍数を求めます、曲のテンポは、ジョギングレベルとほぼ同じ135bpmから155bpm程度とします。曲のテンポが速すぎると、動きの伸びやかさがなくなり、バランスがとりにくく、気分的にも余裕がなくなります。

　いずれのレベルもウォーミングアップを丁寧に行なうとともに、安全面での配慮が必要です。床面が硬くないか、滑りやすくないかなどにも気を配りましょう。また、終了後にもストレッチを十分にして疲労を残さないようにします。上手くできるようになると、オーバートレーニング（やりすぎ）になり、思わぬ怪我をすることがありますので、注意しましょう。

3 エアロビックダンス入門

（1）7つのシングルステップで、エアロビックダンスの楽しさ7倍

　移動を伴う足の動きを総称して、ダンスステップといいます。ダンスステップには、1つの動きを示すシングルステップとシングルステップを組み合わせたコンビネーションステップがあります。

　7つのシングルステップを覚えましょう。ステップを知っていると、次のステップが予測でき、余裕をもって動けますので、エアロビックダンスがどんどん楽しくなります。また、それぞれの記号を知っていると、見ただけでどんな動きかわかりますし、メモをする時にも重宝します。

①**ステップ**（step）：
　片方の足をいずれかの方向に出して、その足に体重をかける。「右足を前にステップ」「左足を左にステップ」のように使う。記号：s

②**クローズ**（close）：
　一方の足に他の足を閉じてそろえる。「右足を右にステップ、左足をクローズ」のように使う。記号：c

③**クロス**（cross）：
　片方の足を他の足の前、または後ろに交差する。記号：cr
　　体重をかけるとクロスステップ＝cr・s
　　体重をかけないとクロスタッチ＝cr・t

〈ステップ〉

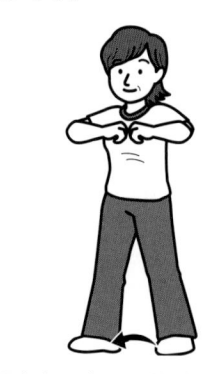

右足を右に出して体重をかける

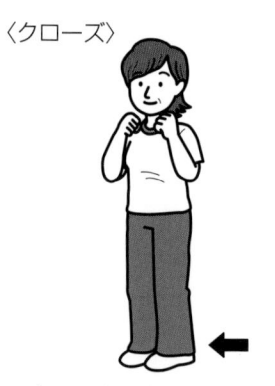

〈クローズ〉

右足に左足をそろえる

④**タッチ**（touch）：

体重をかけずにつま先や踵を床につける。

「右足を前にトウタッチ」「右足を前にヒールタッチ」 記号：t

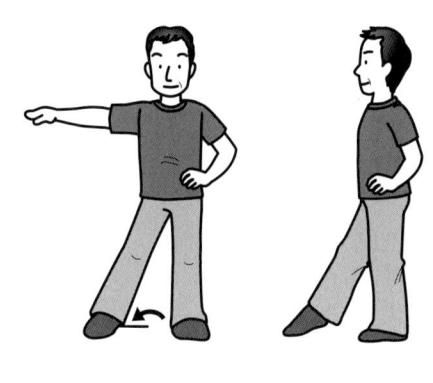

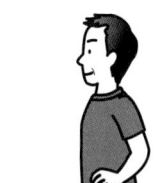

〈トウタッチ〉 〈ヒールタッチ〉

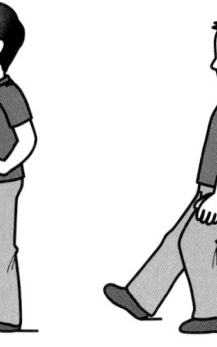

⑤**キック**（kick）：アクションをつけて、膝から蹴りだす。 記号：k

⑥**ホップ**（hop）：

片足で跳び、その足で着地する。 記号：h

⑦**ジャンプ**（jump）：

片足あるいは両足で跳び、両足で着地する。

記号：j

〈ホップ〉

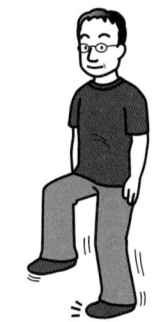

片足で跳び、その足で着地する

エアロビックダンスの足の動きは、記号を使って次のように示すことができます。

R	L	R	L	・・・R＝右足　L＝左足
♩	♩	♩	♩	・・・テンポとリズムパターン
s	c	s	up	・・・単一ステップの記号

上記の足の動きは、「右足を右にステップ（1）、左足を右足にクローズ（2）、さらに右足を右にステップ（3）、左足を上げる（ニーアップ）（4）」というサイドへの動き、あるいは、「右足を前にステップ（1）、左足を右足にクローズ（2）、右足をさらに前にステップ（3）、左足を上げる（ニーアップ）（4）」という前方への動きを示しています。音符は、4ビートであることを示しています。進行方向によって、動きのバリエーションができます。シングルステップを組み合わせ、オリジナルのダンスステップを構成してみましょう。

（2）ウォーキングレベルの7つのコンビネーションステップ

　シングルステップをいくつか組み合わせたウォーキングレベルのコンビネーションステップを紹介しましょう。組み合わせはエンドレスといえますが、ナチュラルな組み合わせで、簡単にできるステップです。ウォーミングアップとして、コンビネーションステップを行なうのもよいでしょう。

①**ウォーキングステップ**：

　交互にステップを繰り返します。最も基本的なステップで、「その場での足踏み」「前進（4ビート）、後退（4ビート）」「円（8ビート）」「8の字に（16ビート）」など進行方向だけでもバリエーションが作れますし、ゆっくりと2ビートで1歩移動することもできます。ワン、ツー、スリー、フォーと声を出してカウントしながら、4ビートごとに両手を上げたりします。初心者向けのステップです。

②**ステップクローズ**：

　最初にステップする方向によって、サイド、前方、後方などに移動できます。サイドへのステップは、拍手する、腕を横に上げる、腕を横に開くなどと組み合わせることができます。クローズして両足をそろえ、体重を支えます。膝を多少緩めましょう。

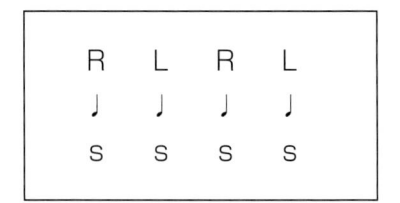

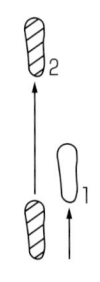

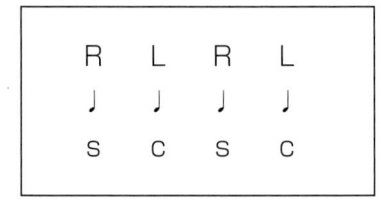

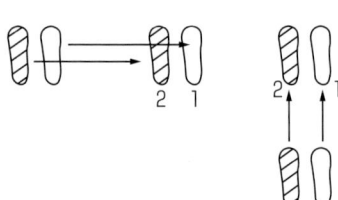

③ステップタッチ：

　ステップした足に体重をかけたまま、もう一方の足の踵を前にタッチする、あるいは、つま先を横にタッチする、ステップした足のそばにつま先をタッチ（トウタッチ）するなどの方法があります。体重は片足で支えていることになります。その場で交互にステップタッチを行なったり、前進しながらのステップタッチもできます。

```
R    L    L    R
♩    ♩    ♩    ♩
s   t(p)  s   t(p)
```

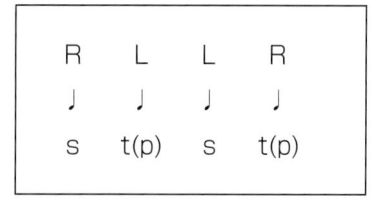

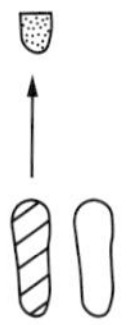

④ステップアップ：

　右足でステップした場合、左足を上げます。一般的には膝を直角に曲げ、ニーアップをします。ステップアップを交互に行う、あるいは、(1)(2)(3)とステップし、(4)でニーアップすることもできます。

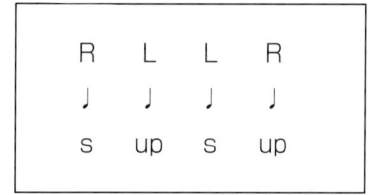

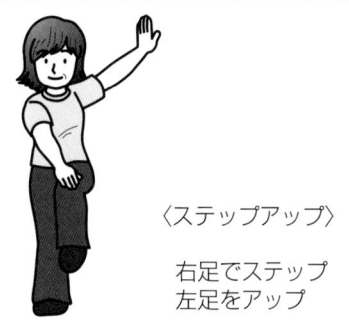

```
R    L    L    R
♩    ♩    ♩    ♩
s    up   s    up
```

〈ステップアップ〉
右足でステップ
左足をアップ

⑤ステップクロス：

　右足を右サイドにステップした場合、左足は、右足の後ろに交差、体重をかけない場合は、クロスタッチになり、左右交互に繰り返します。交差した足に体重をかけるとクロスステップです。2ビートに1歩、前にクロスステップで進んでみましょう。クロスする時、膝を高く上げるようにしましょう。

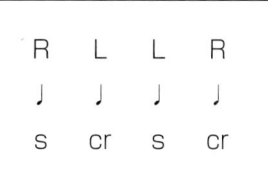

```
R    L    L    R
♩    ♩    ♩    ♩
s    cr   s    cr
```

⑥**グレープバイン：**

　サイドに移動するステップです。右に移動する場合は、左足を右足の前にクロスステップ（1）、右足を右にステップ（2）、左足を右足の後ろにクロスステップ（3）、右足を右にステップ（4）を繰りかえします。進行方向を変える場合は、左（1）、右（2）、左（3,4＝休み）と足踏みします。

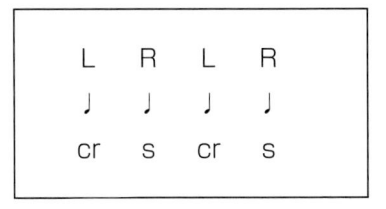

```
L    R    L    R
♩    ♩    ♩    ♩
cr   s    cr   s
```

⑦**ボックスステップ：**

　左足を右斜め前にステップ（1）、右足を左斜め前にステップ（2）、左足を左後ろにステップ（3）、右足を右後ろにステップ（4）します。初心者は、ゆっくり倍のカウントで行なって下さい。

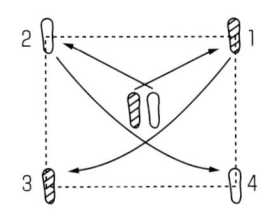

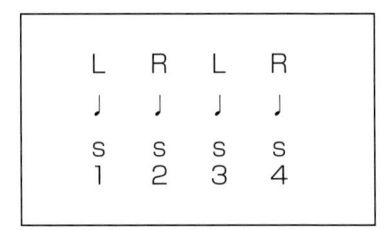

```
L    R    L    R
♩    ♩    ♩    ♩
s    s    s    s
1    2    3    4
```

　コンビネーションステップができるようになったら、8ビート×2＝16ビート、あるいは、8ビート×4＝32ビートでステップを換えてみましょう。

　例えば、ウォーキングステップ 16ビート　＋　ステップタッチ 16ビート　＋　ステップクローズ 16ビート　＋　ボックスステップ（2ビート）16ビート、以上を8ビートの曲にのって、リズミカルに繰り返してみましょう。

（3） ジョギングレベルのコンビネーションステップで軽快に

　軽いジョギング程度の運動強度になります。ジョギングステップやホップ、ジャンプを取り入れることによって、両足が床から離れる瞬間があり、着地時には、足腰に負荷がかかります。着地は、膝や足首の関節をしなやかに使って、足先から踵へ、クッションのように着地します。同じステップをあまり多く繰り返さないようにすることも大切です。

①ジョギングステップ：

　ウォーキングと同様にもっとも基本的なステップです。テンポが速くなりますので、それにあった曲を使いましょう。その場でジョギング足踏み、前に、8の字に、円周上を、と進行方向を換えてみましょう。

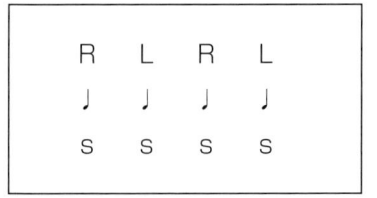

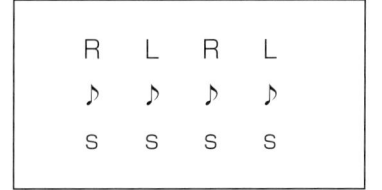

R L R L		R L R L
♩ ♩ ♩ ♩		♪ ♪ ♪ ♪
s s s s		s s s s

②ステップホップ：

　右足でステップ（1）し、その足で踏み切って（2）左足を上げます。交互に行ないます。その場で、前進、後退などのほか、ジョギングステップやショテッシュと組み合わせることができます。

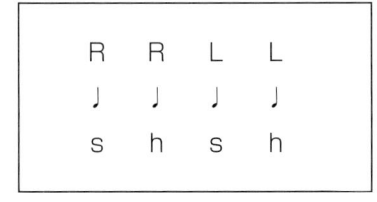

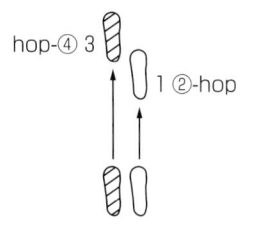

| R R L L |
| ♩ ♩ ♩ ♩ |
| s h s h |

hop-④ 3　　1 ②-hop

③**ショティッシュ**：

　右足からその場で「ステップ（1）、ステップ（2）、ステップ（3）　ホップ（4）」あるいは、前進、後退しながら行なうことができます。また、サイドにステップ（1）、クローズ（2）、ステップ（3）、ホップ（4）、あるいは、ステップ（1）、後ろにクロス（2）、ステップ（3）、ホップ（4）と行なうことも可能です。さまざまなバリエーションを楽しみましょう。ショティッシュ2回　＋　ステップホップ4回の繰り返しは、ポピュラーな組み合わせであり、ホップする高さや膝の上げ方で運動強度が変化します。無理のない範囲で行ないましょう。

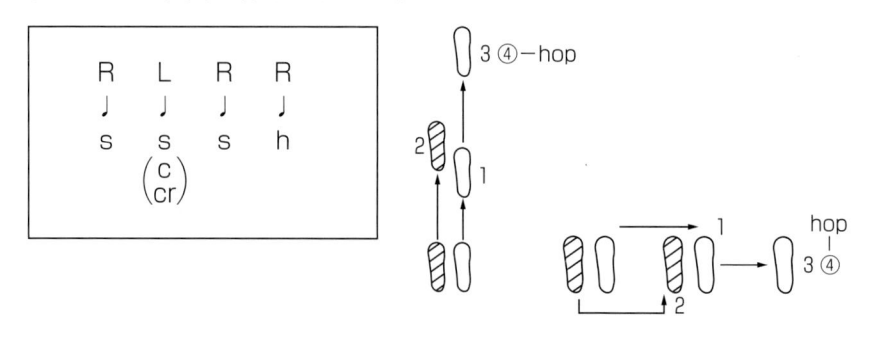

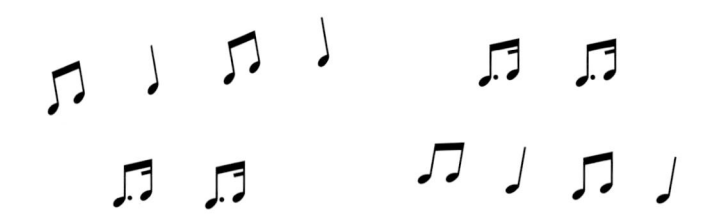

■これまでのステップは、リズムパターンがイーブン（均等）でした。つまり、ワン、ツー、スリー、フォーとカウントできました。これから上げる3つのコンビネーション・ステップは、リズムパターンがイーブンではなく、アンイーブン（不均等）です。時々こうしたステップを入れることで単調なリズムに換えて、動きにスパイスをきかせてください。

④ツーステップ：

　ツーステップは、ステップ、クローズ、ステップをアンイーブンなリズムパターンで動きます。タッタ、ター、タッタ、ターのリズムをクイック、クイック、スロー、クイック、クイック、スローでカウントすることもできます。また、ステップ（ワン）、クローズ（アンド）、ステップ（ツー）、ワン、アンド、ツーとカウントしてもよいでしょう。敏捷性が求められるステップです。チェンジステップとも言われ、例えば、ボックスステップやグレープバインで右足から始めると、偶数拍子なので、右足で継続することになりますが、左足で反対方向に動きたい時、4カウント目に　ステップ（クイック）、クローズ（クイック）を入れると、スムーズに足を換えられ、そのリズムの変化を楽しむことができます

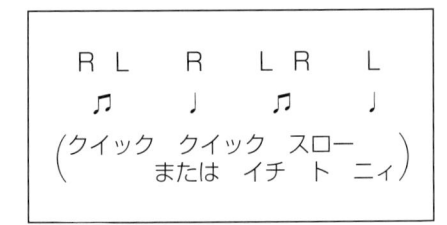

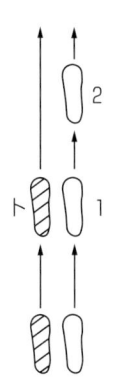

```
   R L    R    L R    L
   ♫     ♩    ♫     ♩
  （クイック  クイック  スロー
      または イチ  ト  ニィ）
```

⑤スキップ：

　だれでも子どもの頃、スキップをした思い出があります。なんとなくわくわくした気分、うれしい気分の時、スキップをしたくなります。スキップは、ステップ、ホップの組み合わせですが、リズムパターンは、タッタ、タッタのリズムでステップ、ホップを行ないます。跳躍系のステップなので、足腰への負担がかかりますから、無理をしないようにしましょう。

```
   R R      L L
   ♫       ♫
   s h      s h
```

⑥**ギャロップ：**

　ステップ、クローズをアンイーブンなリズムで行ないます。子馬が跳び跳ねるように先行する足を追ってタッタ、タッタと前進します。スキップと同じように膝をやわらかく使って、軽快に行ないましょう。正面を向いたまま、右方向にタッタ、タッタ、タッタターとアンイーブンなリズムでステップ・クローズを3回繰り返し、右足でステップしたら、左足を引きつけますが体重はかけません。引きつけた足から左にギャロップを繰り返します。

```
   R L      R L
    ♪        ♪
   s lp     s lp
   (c)      (c)
```

　ジョギングレベルのエアロビックダンスの特徴は、テンポが速くなり、動きが軽快になることです。運動強度が少し高すぎる場合は、ウォーキングステップにステップホップやショティッシュなどを取り入れたり、チェンジステップとしてツーステップなどを取り入れ、リズムの変化を楽しみましょう。

　ランニングレベルのエアロビックダンスのステップは、ジョギングレベルとほとんど変わりません。若干、曲のテンポが速くなったり、1つ1つの動きが大きくなったり、移動する空間を広げて運動強度を高めます。健康で体力レベルの高い若い世代向けに構成しますので、ここでは、省略します。

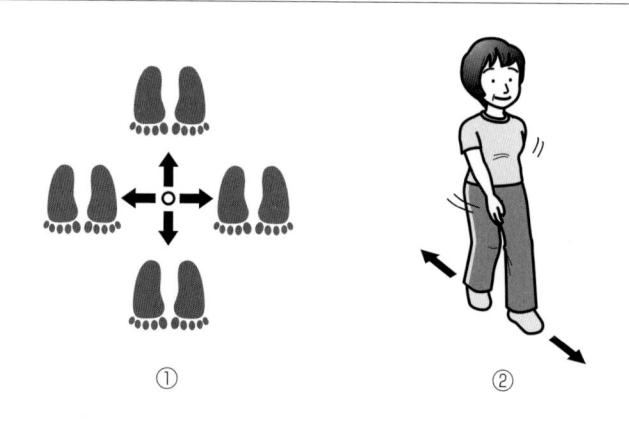

① ②

（4）移動方向のバリエーション

　日常生活での移動は、前方へ進むことが多く、後ろ向きに歩いたり、円周上を歩いたりすることは、ほとんどありません。エアロビックダンスを構成する時こそ、意図的にいろいろな方向に移動し、普段は忘れている空間意識を取り戻しましょう。まるでフロアー（床面）に絵を描いているような感覚でステップする体験は、軌跡が残るわけではありませんが、正確で大きく移動できるにつれ、軌跡がまるで見えているかのような新たな満足感が得られるはずです。その場にいる人と移動に伴うフロアーの軌跡を感じ取り、共有することができますので、リズミカルにからだを動かす楽しみだけでなく、自然に「表現力」が引き出されていきます。

　エアロビックダンスは、一般的に8ビートの曲を使うことが多く、ある程度制限されますが、4カウント、あるいは、8カウントでフロアーに図形を描いているつもりでステップしてみましょう。

①前、後、左、右に、ステップしてはセンターに戻る。（98頁参照）
②前に進む、後ろに下がる。（98頁参照）
③横（左右）に移動する。
④円を描くように歩く。
⑤8の字を描くように歩く。

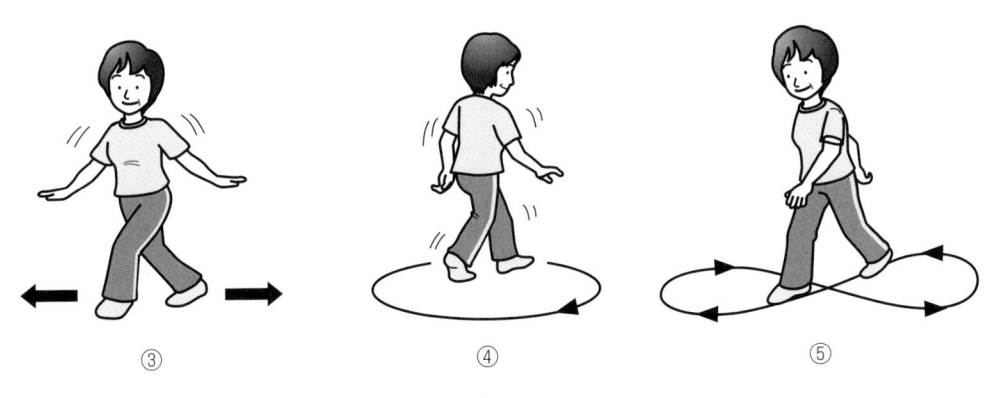

③　　　　　④　　　　　⑤

移動方向のバリエーション

（5）手（上肢）は、上体の動きをリードする

　手は、もっとも表現的でイメージしたように動かすことができます。朝、目覚めて洗面所で歯ブラシを手に取り、歯を磨き、うがいをし、顔を洗う、これらの行為は、習慣になっていて、ほとんど無意識なため、右手と左手で同時に違う動作をしていることにさえ、気づくことはありません。エアロビックダンスでは、意識的にからだを動かしますので、繊細に感じ取っていくと、手の動きにリードされ、上体の各部位が連携して動くことに気づきます。中指を意識的に伸ばしたり、手のひらを返したり、肘から動かしたりしてみましょう。普段、背中が板のようにかたくなっていることや手をゆっくり頭上に伸ばすと、肋骨がじゃばらのように広がり、呼吸がとても楽になることなどを感じ取ることができるでしょう。

　機械的に繰り返すのではなく、ある時は強く、ある時は、優しく伸びやかに動いてみると、からだは、感性に支えられて心地よく動いてくれます。手の動きにリードされ、全身が3次元の空間に立体的な軌跡を描きます。難しく考える必要はありません。他人の動きを真似るのではなく、青空に両手を伸ばすように、太鼓を強く叩くように、イメージをもって動いて見ましょう。

　3次元の動きは、「前に、後ろに、右に、左に、上に、下に」の6方向を基本にバリエーションはたくさんありますが、手（上肢）のリードによって、各部位の動きがどのように引き出されてくるかを意識するか否かで、大きな違いがあるはずです。

　具体的な動きをイメージして、動きましょう。「伸ばす、曲げる、開く、ねじる、押す、引く、叩く、突く、触れるなど」

　また、動きの質を感じながら動くことで、より表現的になります。「まっすぐ、ななめに、丸く（曲線的に）、すばやく、ゆっくり、そっとなど」

　両手が同時に同じ動きをすると安定感のある動きになります。左右の手を交互に動かしたり、異なった動きをすると、メリハリのある躍動的な感じになります。また、頭部の動き（目の動き）は、動き全体に影響を与えます。

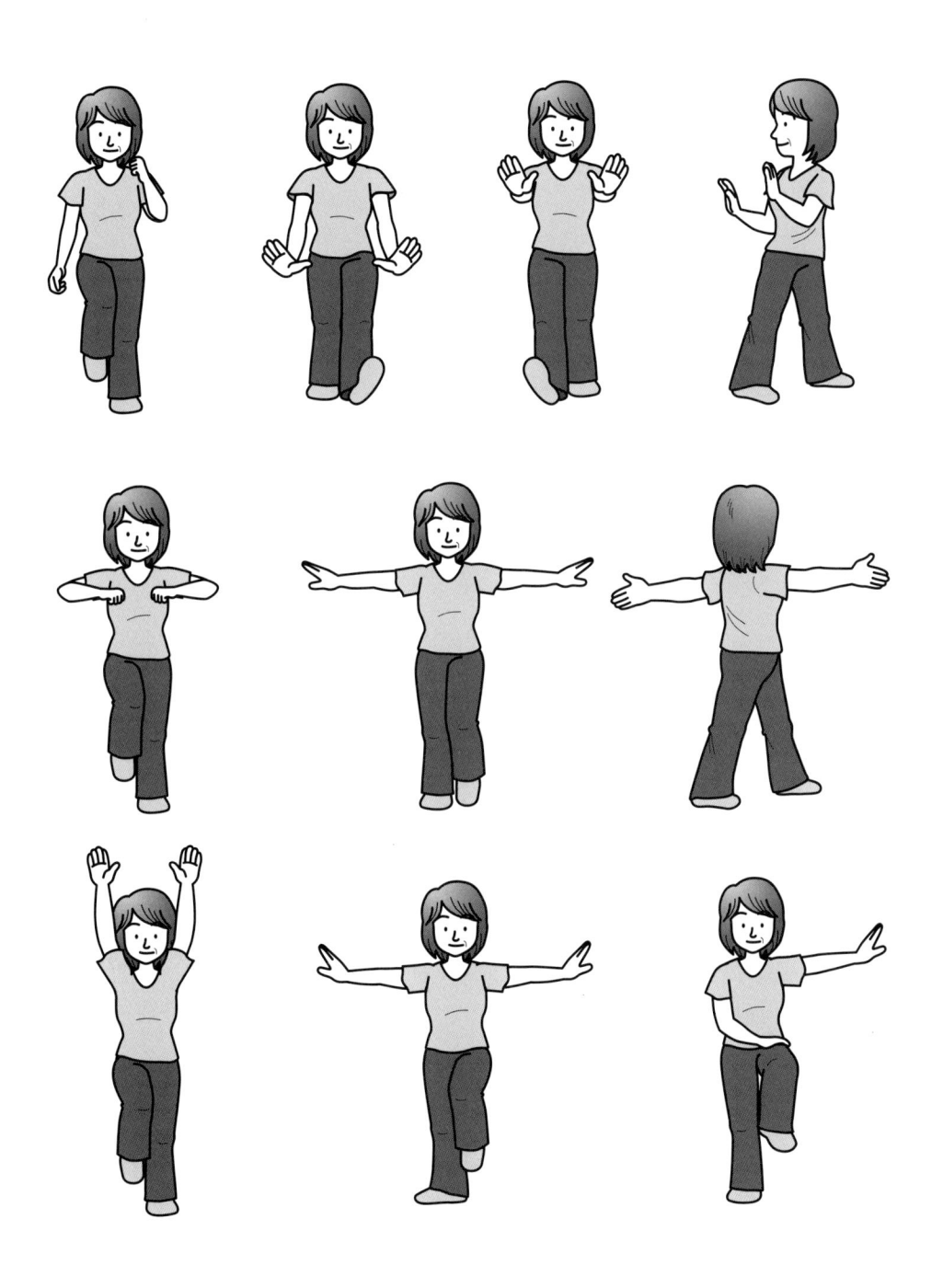

リズミカルにエアロビックダンスを——7章

上肢・下肢の動きの組み合わせ

4 エアロビックダンスを創る楽しさ

(1) エアロビックダンスのレシピ

　エアロビックダンスを作る手順は料理と同じです。作ろうとする料理の材料と分量、料理の手順などがわかっていると、手早く簡単に作ることができます。ウォーキングレベルのエアロビックダンス「エアロビック・チャ・チャ・チャ」を作ってみましょう。

- 料理名：エアロビック・チャ・チャ・チャ
- 材　料：ウォーキングステップ
　　　　　ステップクローズ
　　　　　ステップタッチ
　　　　　ステップアップ
- 調味料：上体の動作

　　①元気に腕を振る
　　②肘を横に上げて下ろす
　　③スクワット　拍手2回
　　④上体を捻る
　　⑤前傾して膝タッチ
　　⑥両手を開いて前に伸ばす
　　⑦両手を頭上に上げる

- 下ごしらえ：それぞれの材料に調味料を加え、下ごしらえをする。

A．	元気に腕を振りながら、ウォーキングステップ	16カウント
B．	右足からステップ・クローズ（2回）＋両肘を横に上げて下ろす 左足でも同様に	8カウント
C．	右足を横に出してスクワット（1.2）元に戻して拍手2回（3.4） 左にも同様にスクワット（5.6）、拍手（7.8）	8カウント
D．	右足を横に出して上体を捻る（1.2）、元に戻る（3.4） 左へも同様に捻る（5.6）、元に戻る（7.8）	8カウント
E．	右足を横に出し、前傾して膝にタッチ（1.2）、元に戻る（3.4） 左にも同様に（5.6）、元に戻る（7.8）	8カウント
F．	右足から3歩前進してニーアップ、両手を前に（1.2.3.4） 左足から3歩後退してニーアップ、両手を前に（5.6.7.8）	8カウント
G．	右足から3歩足踏みしてニーアップ、両手を頭上に（1.2.3.4） 左足から3歩足踏みしてニーアップ、両手を頭上に（5.6.7.8）	8カウント

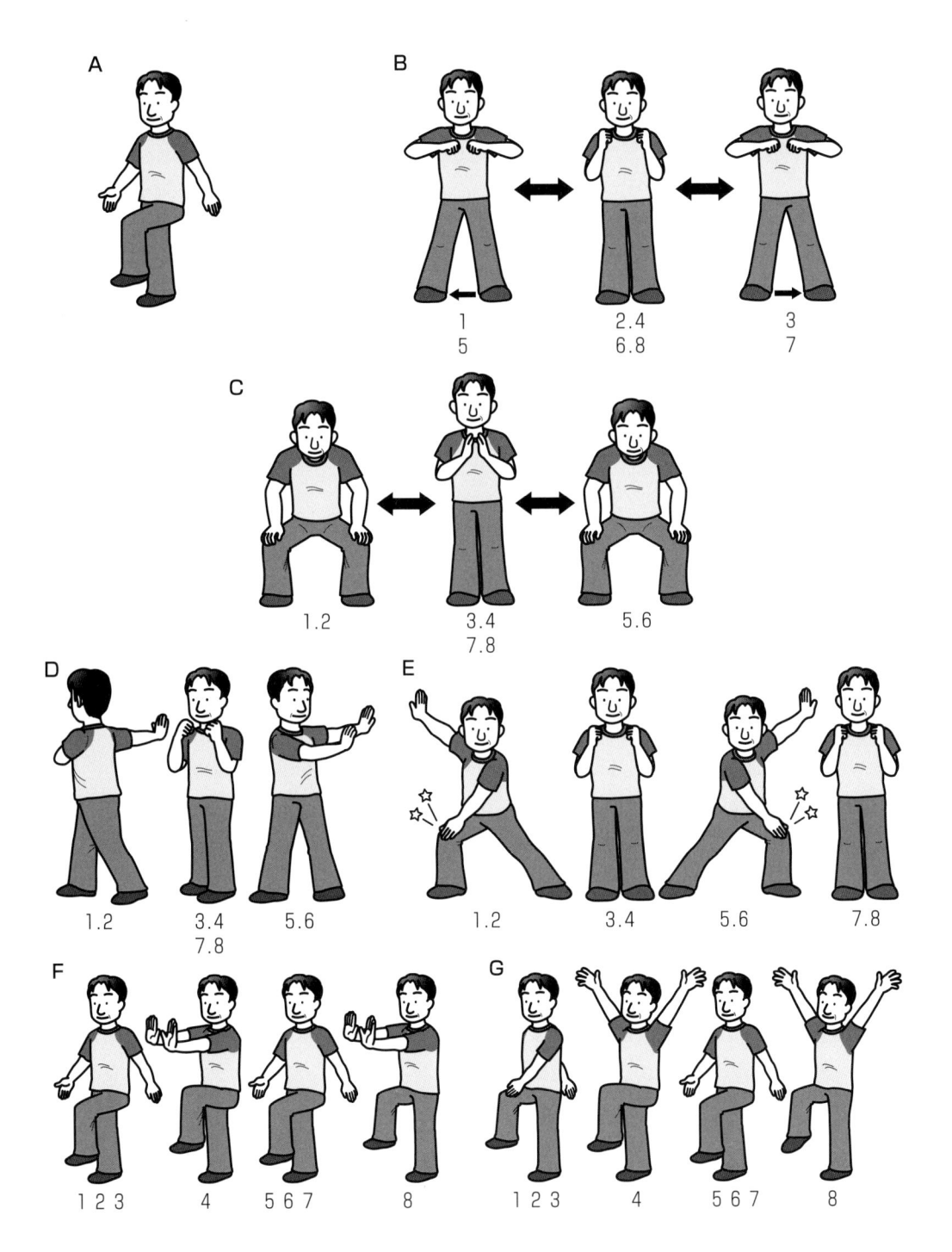

リズミカルにエアロビックダンスを——**7**章

A	B		
	1 5	2.4 6.8	3 7

C
1.2 　　 3.4
　　　　 7.8 　　 5.6

D
1.2　　3.4　　5.6
　　　 7.8

E
1.2　　3.4　　5.6　　7.8

F
1 2 3　　4　　5 6 7　　8

G
1 2 3　　4　　5 6 7　　8

エアロビック・チャ・チャ・チャ

103

下ごしらえが終わったら味見するようにからだを動かし、物足りなかったらスパイスを効かせてください。ここでは拍手２回を３回（チャ・チャ・チャ）にしてみましょう。

●**調理・盛り付け**：下ごしらえしたら、順序良く調理し、盛り付け、できあがり

カウント	エクササイズ	移動方向
前奏 16カウント	A	その場で
32カウント	（B＋C）×2回	右・左　交互に
32カウント	（D＋E）×2回	右・左　交互に
32カウント	（F＋G）×2回	前進、後退、その場で

（２）からだの動きは、エンドレス

　子どもの時、初めて文字を覚え、たくさんの絵本を読み、字が書けるようになると、やがて、自分の気持ちを文章で表現することができるようになります。エアロビックダンスも同じように、最初は、インストラクターの指示通りにからだを動かしていても、エアロビクスのねらいや構成が理解できるようになったら、エアロビックダンスを創る楽しさをぜひ体験してください。

　からだのそれぞれの部位（頭、肩、肘、手、腰、膝、足など）の動きをステップと組み合わせ、動きのテンポを変えたり、動きの方向を変えたり、パワーを変化させたりすると、個性豊かな動きが次々に浮かんできます。からだの動きはエンドレスです。

　クレヨンは「自分のからだ」、画用紙は「運動のできるこの３次元の空間」です。フィットネスルームでも、ダンス室でも、芝生でも、心地よく動ける場所ならどこでもOKです。運動の軌跡は瞬時に消えてしまいますが、運動のフィーリングはからだの中に記憶され、その心地よさが、次々に新しい動きを引き出していくことになります。

　広い場所ではちょっと気が引けるという人は、自分の部屋でひとり、お気に入りの曲を聴きながら、目を閉じて座ったまま、エアロビックダンスを創り、イメージだけでエクササイズしてみましょう。目を開けてだんだん動きを大きくし、立ち上がって動きましょう。これは思ったより効果的で、とてもいい気分になります。やってみようという気さえあれば、次々にマイダンスができるはずです。創る楽しさを体験しましょう。からだの動きはエンドレスです。

第8章

からだと心の
リフレッシュタイム

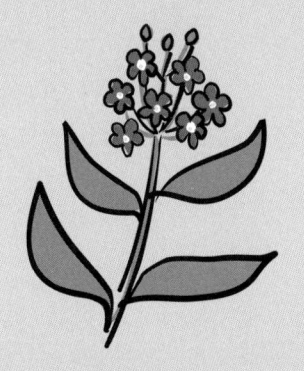

1 働き疲れたからだを解放するレッスン

（1）複雑になった職場の疲労

　職場ではIT化が進み、パソコンでのデスクワークが当たり前になりました。また、工場でも作業中の姿勢や動作が機械の動きや速度などの制約を受けるようになり、長時間にわたる単純作業と精神的な緊張で疲労のタイプも複雑になってきたようです。人は、勝手なもので好きなことをしている時はそれほど疲れないのに、気の進まない仕事はすぐ疲れてしまいます。

　長く経理を担当してきた女性に聞きますと、帳簿をつけるよりパソコン入力のほうが疲れやすく、手首の腱鞘炎と慢性的な肩こりに悩まされているそうです。別の女性は、ボールペンを使い、卓上電算機を使っていた頃は、頸肩腕症候群（肩や腕のしびれや痛みで手が動かせなくなる症状）で通院していたのに、パソコンを使うようになって楽になったとのこと、ただし、立ったり、歩いたりすることがなくなり、体力が低下し、疲れやすくなったと述べています。

　疲労とは、客観的には、作業能率が低下し、主観的には、疲労感がおきてくることと説明されているように、からだと心が関わってくるために疲労の起き方は複雑で個人差があります。肩こり、目の疲れ、腰痛、脚のだるさ、脱力感、思考力の減退、イライラする、気が散る、などの自覚症状は、からだからの訴えであり、ブレーキの役目を果たしているだけでなく、命を守る安全弁ともいえます。できるだけ早く疲労回復の手立てをすることが必要です。

（2）職場のリフレッシュタイム

　最も疲れを感じる時間帯は、午前11時と午後3時という調査報告があります。ある作業を2時間以上続けると、作業能率が落ち、ミスが目立ってくるという報告もあります。職場環境、人間関係などによって疲労の度合いは異なります。1時間に1回は、肩に力

が入っていないか、息が詰まりそうになっていないか、パソコン画面が見えにくくなっていないかなどをチェックし、軽く目を閉じ、大きくゆっくり息を吸いながら肩を上げ、ゆっくり吐きながら、肩を下ろします。2時間経過したら、席を立って、5分程度のリフレッシュタイムをつくり、少し歩き、背伸びをしたり、からだを捻ったりしておきましょう。昼休みには、多少暑くても、寒くても戸外に出て、5分でも10分でもよい姿勢でさっさとウォーキングをしましょう。血液の循環がよくなり、積極的な疲労回復になります。

　しかし、かなり気をつけていても、無意識なからだの使い方や姿勢、さらには気づかないうちに蓄積しているストレスなどで、慢性的な疲労状態から抜け出すことができないでいるかもしれません。そんな時、ここで紹介するレッスンは、きっとよい方向へリードしてくれるはずです。

（3）家事の合間のリフレッシュタイム

　掃除、洗濯、炊事、買い物など、毎日の家事にはゴールがありません。いくらでも手抜きできますし、念入りにやればきりがありません。また、家族が増えれば、家事の量は増えますし、衣類を入れ替えたり、カーテンを取り替えたり、季節ごとの家事も少なくありません。しかし、家事は、掃除も洗濯も調理も電化が進み、昔のように重労働ではなくなりました。効率よく家事をこなし、自由な時間をつくって前向きな生活を送っている人も大勢います。ただし、これからの人生は、年齢的にも、健康状態が気になります。家事の合間のちょっとした時間をリフレッシュタイムに充てるようにしましょう。

　共働きの夫婦が増えてきましたが、仕事をしながら、子育て、家事に追われる女性は、少なくありません。日常的には、息抜きする時間などないに等しく、肩こりや腰痛に悩んでいても、解放されることがありません。いずれ誰にでも訪れる更年期を上手に切り抜けるためにも、就寝前の10〜15分を自分のからだと心を見つめる時間に使ってください。ここで紹介するレッスンは、疲れたからだをやさしく解き放してくれるでしょう。

2 誰でもできる　フェルデンクライス健康法

（1）フェルデンクライス・メソッドとは
●キーワードは、動きを通しての気づき

　フェルデンクライス・メソッドは、からだの動き（movement）を通して自分の可能性に気づき、さらによりよい生き方をめざす自己開発型の健康法です。1940年代後半に物理学者モーシェ・フェルデンクライス博士によって体系化されました。レッスンのキーワードは、動きを通しての気づき＝Awareness through Movement です。私たちは、加齢に伴って、いつの間にか体力が低下し、ベッドからさっと起き上がったり、椅子からスムーズに立ち上がったり、軽快に歩いたりすることができなくなっていきます。努力してもできなくなると、工夫することもなく、「もう年だからしかたがない」と次第にあきらめの境地になってしまいます。

　フェルデンクライス・メソッドは、1つの方法でしかできないと思い込んでいたことを他の方法でもできることに気づかせてくれます。今まで気づかなかった背骨や骨盤などの心地よい動きを通して、全身の骨格や筋肉がどのように連携して動いているかを詳細に体験することで、脳・神経系を活性化し、バランスのとれた質の高い動きを身につけることができます。からだを繰り返し動かしますが、メソッドを体験すると、ストレッチや筋力アップのエクササイズとは異なることに気づかされます。

　「レッスン後、呼吸が深く、穏やかになり、からだのこわばりが無くなり、ほんとうの自分になったような気がした。これまでこんなに緊張し、肩や胸に余分な力を入れてがんばってきた自分がかわいそうに思えた。これからもレッスンを続けて、子どもの頃のようにからだも心も自由で伸び伸びしていた自分を取り戻したいと思う。」これは、初めてレッスンに参加した保健師さん（女性、32歳）の感想です。フェルデンクライス・メソッドは、シンプルな動きを通してからだと心にやさしく働きかけます。

●動くことを楽しみながら、しなやかなからだと心を再発見

　子どもたちが夢中になって遊んでいる様子は、見ていて飽きることがありません。走ったり、よじ登ったり、くぐったり、子どもたちは、「心地よく動くこと」「動けるようになること」を楽しんでいるように見えます。つい先ほどまでブランコを押してもらっていた女の子は、一人で動かそうと、からだをそらせたり、脚を曲げたり伸ばしたりしているうちに、からだの動きとブランコが一体になり、やがてきれいな放物線を描いて、上手にこげるようになりました。得意そうな笑顔です。

　ところが、私たち大人は、いつの間にか、からだの動きそのものを楽しむことがなくなったように思います。日常動作だけでなく、スポーツをしている時も、「からだを動かすこと」よりも行動の目的や要する時間、結果などを意識することが多くなり、呼吸が浅くなっていることや余分な力を使っていること、いつも同じパターンで動いていることなどに気づくことは、ほとんどありません。その結果、慢性的な疲労感や腰痛・肩こり、オーバーユース（使いすぎ）によるスポーツ障害などに悩まされることになります。

　そこで、この章では、欧米でも教育・芸術・医療・リハビリ・スポーツ・健康づくりなど幅広い分野で注目されているフェルデンクライス・メソッドから、誰にでもできるいくつかのレッスンを健康法として紹介します。赤ちゃんが楽しげに手足をばたばたさせながら、無理のないからだのこなしを身につけていったように、私たち大人も、心地よいからだの動きを楽しみながら、しなやかなからだと心を再発見してみることにしましょう。

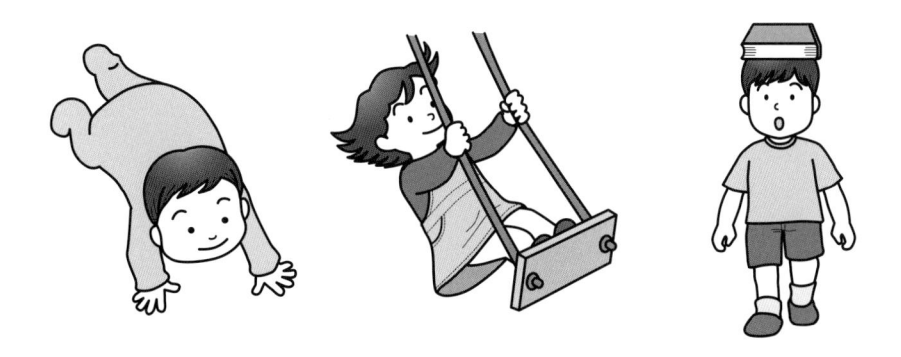

モーシェ・フェルデンクライス（Moshe Feldenkrais, 1904〜1984年）

　旧ポーランド領のパラノヴィチ（現ヴェラルーシ）に生まれ、1919年、14歳の時、当時、イギリスの委任統治領だったパレスチナ（現イスラエル）に移住し、開拓者として肉体労働に従事しました。その後、23歳で大学入試資格を得てパリに留学し、数学と物理学を学び、ソルボンヌ大学で物理学と機械工学の博士号を取得しました。ソルボンヌ時代には、ノーベル賞受賞者ジョリオ・キューリー夫妻の研究所に所属、物理学の研究に打ち込みました。また、講道館柔道の創始者、嘉納治五郎から柔道の手ほどきを受け、修業の後、黒帯となり、フランス柔道の普及にも貢献しました。彼は、早くからからだの動きや心的過程に関心を持っていましたが、スポーツや兵役で悪化した膝の故障を科学者としての観察力と神経学、解剖学、生体力学、発達学などの広範な学術的知識で克服したことが、このメソッドを確立するきっかけになり、1940年代後半には、フェルデンクライス・メソッドとして体系化しています。イスラエル国内はもとより、1960年代からヨーロッパ諸国、70年代にはアメリカにおいて、彼自身が精力的にセミナーを行なったことによる反響は大きく、彼の指導を受け入れた各国の指導者たちは、単なるからだのレッスンとしてではなく、潜在的な可能性を引き出す方法として、メソッドを普及させました。

　現在、このフェルデンクライス・メソッドは、教育、医療・リハビリ、健康づくり、演劇・音楽・ダンスなどの芸術分野、スポーツ選手のからだの調整、システムエンジニアの創造力開発など幅広い分野に取り入れられています。

　わが国では、1980年代に演出家、安井武氏によって博士の著書が翻訳されたことがきっかけで、イスラエルのドロン・ナボン氏によってレッスンが紹介されました。1996年からティーチャーズトレーニングが開始され、2000年には第１期のIFF（International Feldenkrais Federation）公認の指導者が養成されました。2001年には公認指導者たちによって日本フェルデンクライス協会が設立され、各地で普及活動を意欲的に行っています。

（2）フェルデンクライス健康法のレッスン

●レッスンの方法

　フェルデンクライス・メソッドのレッスンには、2つの方法があります。

　1つは個人レッスンで、からだの部位に軽くタッチして動きの方向や質をリードし、気づきを引き出していく方法で、FI（functional integration ＝ 機能的統合）と言います。

　もう1つはグループレッスンで、指導者の言葉によるリードで一人ひとりが感じたままにからだを動かしながら、まるでジグソーパズルのように、他の部位との連携に気づき、最終的に全体を統合させていく方法で、ATM（awareness through movement＝ 動きによる気づき）と言います。指導者は、一人ひとりの状況を観察しながら、何に気づくことが大切かをゆっくり具体的に指示していきますが、実際に模範を示すことはありません。見ただけでは、気づきは得られないからです。

　ここではATMを紹介します。本来は、指導者の言葉かけによるレッスンですが、レッスンの流れを①②……のように示してありますので、ゆっくり読んでどんな状況なのかを想像してください。それから、自分に語りかけるようにからだを動かしましょう。

　カーペットや畳に仰向けになり、軽く目を閉じて、自分のからだと対話し、からだが床にどのように接触しているかを丁寧にチェックすることから始めます。1回に2〜3レッスンを行ないます。時間がないときは1レッスンでもよいでしょう。

●効果をあげるための7つのポイント

　自分のからだに気づき、レッスンの効果をあげるため、次のことに留意しましょう。

①動きやすい服装、楽な姿勢で行なう。

　からだを締め付けないジャージの上下など、リラックスでき、楽に動ける服装で行ないます。できれば、靴下も脱ぎ、裸足になりましょう。床に仰向けになった時、必要に応じて、マット、毛布、タオルなどを敷きます。首、腰、膝などがつらく感じられる時は、クッションやバスタオルなどをはさんで楽な姿勢で行ないます。

②常に穏やかな呼吸で行なう。

　レッスン中は、呼吸を止めることなく、いつも穏やかな呼吸を心がけます。レッスンを始める前、途中、終了後に呼吸を比較してみましょう。

③できるだけ、ゆっくり動く。

　自分の呼吸に同調するように、ゆっくりからだを動かします。余計なことに気を取られず、心地よくゆっくりからだを動かすことによって、からだの連携に気づくことができます。

④大きく動こうとしない。

　はじめは、必ず、小さな動きを繰り返し、痛みなどがなければ、少しずつ動きを大きくしていきます。速い動き、大きな動きから、質の高い気づきは得られません。

⑤機械的に繰り返さないで、間をとり、休みを入れる。

　ただ機械的に繰り返すだけでは、効果は得られません。1回動くたびに一息つく程度の間をとりましょう。間をとることで、どこから動き始め、どこの部位にどのように動きが伝わっていくかを、明確に感じることができるようになります。疲れていたり、気分が落ち着かないと感じた時は、レッスンの合間に休んでもかまいません。

⑥余分な力を使わない。

　余分な力はなるべく使わないようにします。からだを動かすと、これまでの習慣で無意識に力が入ってしまいがちです。肩に力が入っていないか、腹筋を使っていないかなど自分に問いかけ、意識的に余分な力を抜くようにしましょう。

⑦イメージで動く。

　軽く紐をつかんでいるようにとか、虹を見ているようになど状況をイメージしながら動くと、力加減や動く方向、速度などを具体的に感じ取ることができます。また、レッスンを反対側で行なう前に、レッスンの過程を丁寧にゆっくりイメージしてから、実際に動いてみます。痛みなどがある場合は、痛みの無い方でレッスンを行ない、痛みのある側は、イメージだけにとどめるか、イメージした後、痛みの無い範囲で小さく動くようにします。イメージでのレッスンは、想像以上に効果的です。

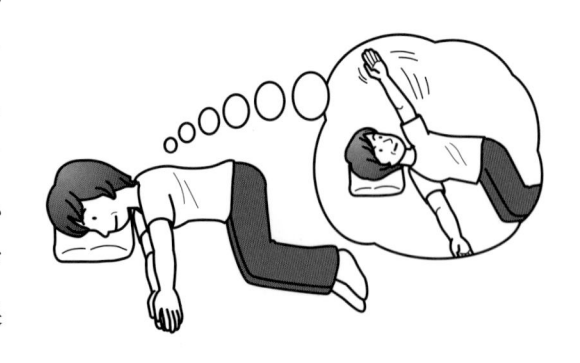

8章　からだと心のリフレッシュタイム

レッスン1　仰向けで、からだとゆったり対話する ── からだと床とのコンタクト

　レッスン1は、各レッスンを始める前、途中、終わりなど、随時、からだの変化に気づくレッスンとして、あるいはレッスンの効果を体感するために、各レッスンの合間に繰り返し行ないます。

① 無理のない姿勢で床に仰向けになり、全身の力を抜いて、軽く目を閉じます。ゆったりした状態で、リラックスできていますか？　それとも緊張していますか？
② こわばっているところ、疲れているところ、痛みのあるところはありませんか？　あるとすれば、どこが、どのような状況なのかチェックしましょう。
③ からだはどのように床とコンタクト（接触）していますか？　足から頭にかけて、正中線に沿って、左右で比較しながら、ゆっくりチェックします。足、ふくらはぎ、膝の後ろ、太腿の後ろ、お尻、腰、ウエストの下、背骨、背中、肩甲骨の周辺、肩から肘、肘から手、うなじ、頭の順でチェックしましょう。

　床とのコンタクトがよいのは、どの部分でしょう？　床とのコンタクトが悪く、浮いているように感じられるのは、どこですか？　膝の後ろ、ウエストの下、首の後ろなどは、コンタクトがあまりよくないと感じられるかもしれません。
④ 足先はどちらを向いていますか？　手のひらはどちらを向いていますか？　頭の向きは？　など、からだの部位をチェックしましょう。
⑤ 床とのコンタクトだけでなく、重さ、長さ、硬さなども感じてみましょう。両肩は

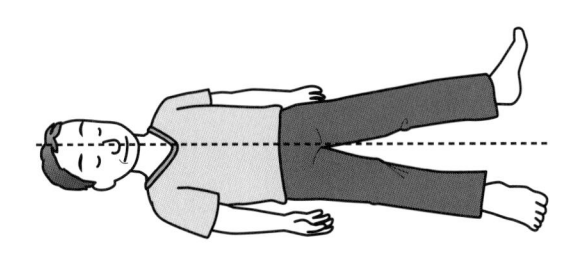

からだと床とのコンタクトでからだの状態に気づく

仰向けで、からだとゆっくり対話する

同じ高さですか？　脚の長さは左右同じですか？　力が入っているところはどこですか？

⑥　眉をしかめていませんか？　あごに力が入っていないでしょうか？

⑦　どんな呼吸をしていますか？　呼吸の深さ、速さなどもチェックしましょう。2〜3回深呼吸をして、それから、ゆっくり、楽にできる呼吸を続けましょう。呼吸が変わることで、何か変化が感じられますか？　床とのコンタクトはどうでしょうか？

　　かつて、大学の授業にフェルデンクライス・メソッドを取り入れていました。土曜・日曜とサッカーの試合に出場したA君は、月曜日午前中の授業で、床とのコンタクトをチェックした時、「かかとと頭は床に辛うじて床についているが、ほかの部位は、硬直して、しなやかさが無く、床とのコンタクトが悪いことに気づいた。気づかぬままに部活動で練習に参加すれば、恐らく怪我をしていたと思う」と話していました。

　　レッスンをすると、自分のからだの状況に気づくだけでなく、「次第に床とのコンタクトが改善し、多くの部位がまるでバターのようにとけて、床と一体化していく感じを体験した」と語ってくれたのは、元バレエダンサーのB子さん。腰痛と股関節痛に悩まされてきましたが、今は、高齢者にやさしい健康体操の指導をしています。5分でも10分でも床に仰向けになり、あるいは、椅子の背にもたれ、あるいは立ったまま、床や椅子に接している部位のコンタクトを観察しながら、ゆっくりと、からだと対話する時間を持ちましょう。

からだと心のリフレッシュタイム——**8**章

レッスン2　余分な力をぬきリラックスする —— 無意識に力を入れていることに気づく

　精神的に緊張すると、自然に肩、胸、あごなどに力が入って、なかなかリラックスできない自分に気づきます。ここでは力を抜く方法を見つけます。①〜⑥のそれぞれのレッスンが終わったら、床とのコンタクトをチェックしましょう。

① 床に仰向けになり、両手を胸におき、胸、肋骨の動きをチェックしましょう。ゆっくりした呼吸を3〜4回繰り返し、変化に気づきましょう。床に手を下ろし、リラックスします。

② 下腹部に両手をおき、下腹部の動きをチェックしましょう。息を吐きながら、下腹部をへこませ、息を吸いながら下腹部を膨らませます。3〜4回繰り返したら、床に手を下ろし、呼吸が楽になったかチェックしましょう。

③ 両足を揃え、両膝をしっかり付け、足先を天井に向けます。ゆっくりした呼吸にあわせ、息を吐きながら、膝の力を抜きます。2〜3回繰り返します。足先や膝が外向きになり、股関節がリラックスしていることに気づきましたか。

④ 軽く口を閉じ、口の中を意識しましょう。舌の先は、どこに触れていますか？　舌を軽く動かし、上あごに触れたり、左右の歯に触れたりしてから、下の歯ぐきの内側に軽くタッチさせます。あごがリラックスできて、口が軽く開くことに気づきましたか？

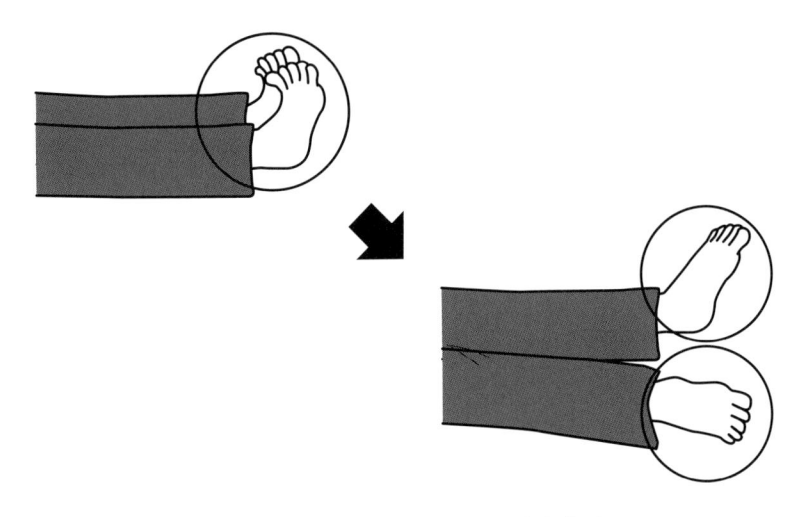

③両足・両膝をしっかりつけ、ゆっくり力を抜く

115

⑤　砂浜に仰向けになっている自分を想像しましょう。右手で砂をすくい、右ひじを砂につけたまま持ち上げ、指の間からさらさらと砂をこぼしながら、手を下ろします。2〜3回繰り返します。腕がリラックスできたでしょうか？　左手でも同様に。

⑥　ゆっくりした呼吸に合わせて、頭を右に小さくゆっくり転がし、元に戻します。左に転がし、元に戻します。水平線をゆっくり移動していく船を目で追うように頭を右に転がします。間をとりながら、交互に2〜3回繰り返しましょう。頭の動きはスムーズになったでしょうか？

⑦　仰向けのまま、からだと床とのコンタクトをチェックしましょう。

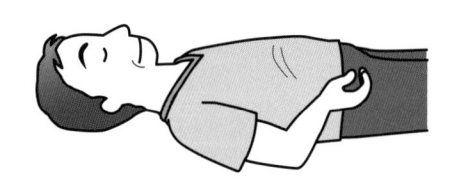

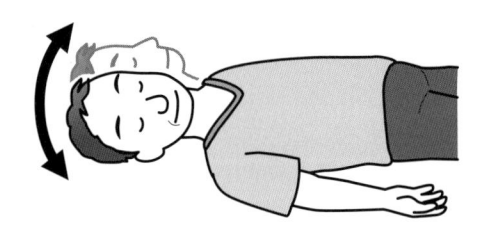

⑤指の間から砂をこぼしながら、手をおろす　　　⑥ゆっくり頭を転がす

余分な力を抜いて、リラックスする

　デスクワークの合間に軽く目を閉じ、④〜⑥のレッスンをやってみましょう。日常的にあごや肩や胸を緊張させている自分に気づき、余分な力を抜くためのレッスンです。あごや肩の力がとれ、呼吸が楽になったところで、船の移動を追うように、頭をゆっくり動かすと、肩、胸、骨盤、脚も連携して動いていることに気づくかもしれません。

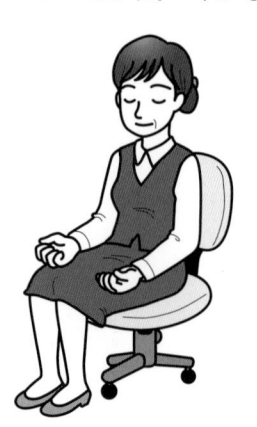

デスクワークの合間にも

8章 からだと心のリフレッシュタイム

レッスン3　力を使わず膝を立てる —— 小さな力で動けることに気づく

　仰向けで片方の膝を立ててみましょう。習慣になっているやり方では、無意識に腹筋や脚筋に力を入れ、脚をすばやく動かしていることに気づきましたか？　この動きを実際に体験してから、レッスンに入ります。同じ動きをするのに、大きな力を使わずにできる別の方法があることに気づきましょう。

① 仰向けになり、呼吸を楽にして、床とのコンタクトをチェックし、できるだけリラックスします。

② 右足をそっと小指側に倒し、元に戻します。数回繰り返しながら、膝の向き、股関節の動きに気づきましょう。膝が外側を向き、股関節が楽に広がるようになりましたか？

③ 右足を小指のほうに倒したまま、かかとと膝が床からなるべく離れないようにして、少し膝を曲げ、元に戻します。楽にできる範囲で2〜3回繰り返し、かかとを徐々にお尻に近づけます。

④ 右足の小指側を支点にして、足の裏を床につけ、膝を立ち上げます。腹筋を使わず、楽に膝を立てることができたでしょうか？　足の位置を移動させ、足の裏で床を軽く押して安定する位置を見つけます。

⑤ 右足に体重をかけたまま、足裏で滑らせるようにゆっくり静かに膝を伸ばし、最後にストンと力を抜く。②〜⑤を数回繰り返し、休みます。両脚を比べてみましょう。

⑥ 全体の流れをイメージしてから左足でも同様に行なう。

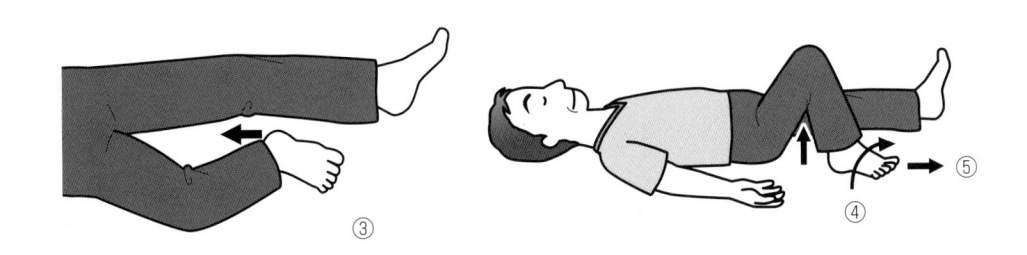

力を使わず、膝を立てる

> **レッスン4**　小さな力で大きな部位を動かす —— 床反力に気づく

① 床に仰向けになり、呼吸を楽にして床とのコンタクトをチェックします。

② レッスン3の方法で右膝を立て、右足の位置を最も安定するところに移動させます。

③ 右足で床をゆっくり押します。2〜3回繰り返すうちに足で床を押している間、床からは押し上げる力が働き、膝に伝わり、大腿骨に伝わって、骨盤の右側が軽く持ち上がることに気づきましたか？　床を押すことをやめると、骨盤は元に戻ります。ゆっくりした呼吸に合わせて、小さな力でゆっくり床を押す動きを繰り返しながら、骨盤の動きを心地よく感じてみましょう。

④ 胸、肩、あごなどがリラックスしていると、骨盤の動きがほかの部位に伝わっていくことに、気づきましたか？　背骨に沿って、上半身や頭にも連動していくかもしれません。

⑤ 右足で床をすべるようにして、右膝を伸ばし、休みます。床とのコンタクトをチェックしましょう。右脚が長くなったと感じるかもしれません。

①〜⑤を速度や動きの大きさを変えながら、数回繰り返しましょう。左足でも同様に。

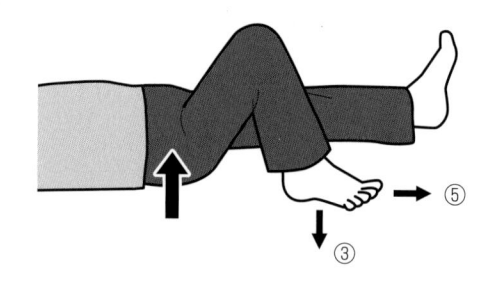

足で床を押すと、骨盤が少しだけ床から軽く上がる。

　小学生の頃、跳び箱に向かって走り、踏み切り板に跳びこむと、からだがふわっと浮き上がり、両手を跳び箱の上にとんとつくと、勢いがついて、跳び箱を跳び越えることができました。これを床反力といい、床反力を使うスポーツはたくさんあります。日常生活でも無意識に使っているのですが、床に仰向けになって、静かにゆっくり床を押し、この力を体験してみるのが、このレッスンです。筋力がなくなったからとあきらめることなく、小さな力で大きな部位が楽に動かせることに気づくと、いつまでも余裕を持って生きることができるのではないでしょうか？

8章 からだと心のリフレッシュタイム

レッスン5　ゆったり骨盤を揺らす── 骨盤のゆりかごで腰の疲れを癒す

① 　レッスン3のようにゆっくり右膝を立て、安定した位置に右足をおきます。同様に左膝を立て、安定した位置に左足をおきます。両足、両膝の間は、腰幅程度に開きます。

② 　レッスン4の③を右左交互に行ないましょう。骨盤は、まるでゆりかごのようにゆっくり左右に揺れます。上半身もゆりかごの動きに同調して、ゆったり心地よく揺れるのを体感しましょう。数回以上好きなだけ、繰り返しましょう。

③ 　片足ずつ足の裏を滑らせて膝を伸ばし、リラックスします。からだと床のコンタクトがよくなり、腰の疲れがほぐれているのに気づくかもしれません。

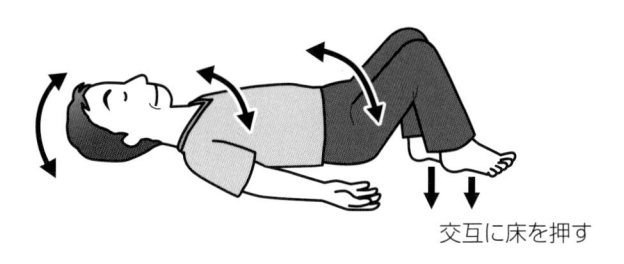

交互に床を押す

②足で交互に床を押すと、骨盤はゆりかごのように左右にゆったりと揺れる。

ゆったり骨盤をゆらす

　レッスン4、レッスン5共に、床反力によって骨盤が軽く引き上げられることを体験するレッスンですが、骨盤を高く上げようとして、腹筋を無意識に使っている場合があります。力の入った腹筋は、コルセットのようにその部位を固定させるため、動きは上半身には伝わっていきません。動きの連携にブレーキがかかってしまうのです。

　できるだけ小さく、ゆっくり動くと、腹筋に力が入っているか否かに気づくことができます。機械的に繰り返すのではなく、ゆっくりした呼吸と共に、1回ずつ丁寧に片足で床を押しましょう。「ゆりかごの歌を歌うのは、カナリヤ。ゆりかごを揺するのは、木ねずみ」と歌われているように、ゆりかごは、小さな力でやさしく揺れます。

> **レッスン6** 腕が遠くに伸びる —— 肩甲骨の動きに気づく

① 床に仰向けになり、楽に呼吸をして床とのコンタクトをチェックします。（レッスン1）

② 右の肩甲骨を好きな動かし方で軽くゆっくり床に押し付けてみましょう。少し位置を変えながら、呼吸に合わせて、数回繰り返し、休みます。床とのコンタクトをチェックします。

③ 右手をゆっくりお腹に乗せ、胸から口元にと移動させ、肘を伸ばして、手を天井の方に上げます。はるか上のほうから降りてくる紐に、軽くつかまることをイメージします。

④ 誰かが、そっと上から紐を軽く引き上げると、腕が伸びて、床から肩甲骨が離れていくのを感じます。紐をそっと緩められると、腕の重みで肩甲骨が床に降りてくるというイメージでレッスンを行ないます。はじめは、まっすぐ上に数回繰り返したら、引き上げられる方向をもう少し左に、左斜め上になど変化させてみます。呼吸はどうなっていますか？　この動きが肋骨の間を広げ、腹斜筋を引き伸ばし、背中や頭の動きと連動し、腕が思いのほか遠くに軽く引き伸ばされていくことが感じられるでしょうか？

⑤ 手を床にゆっくり戻して休み、床とのコンタクトをチェックします。肩甲骨の周辺がリラックスし、右の背中が大きく感じられるかもしれません。

⑥ 左手でも同様に行ないます。

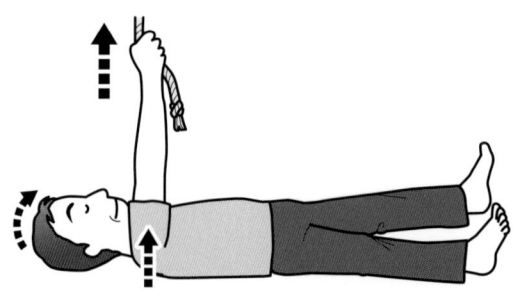

紐を軽く握っているイメージで腕が引き上げられる

肩甲骨の動きに気づく

テーブルの右においてあるグラスは、習慣的に右手でとります。グラスを少しずつ前に移動させると、だんだん届きにくくなって、からだを前傾させてとるようになります。左肩を後ろに引いて、誰かに前から右手を引っぱられているとイメージすると、右手がスーッと前に伸び、グラスに手が届きます。子どもの時は、無意識にたくさんの部位が連携して動いていたのに、大人になると、連携して動くことを忘れてしまいます。まして、見ることのできない背中、特に肩甲骨が動きに参加していることになかなか気づくことはありません。右肩を後ろに引き、左手を伸ばしてグラスをとってみましょう。ちょっと意外な気がするかもしれませんが、右肩を後ろに引くことによって骨盤が少し右に回転し、左の肩甲骨が前に滑り出すだけでなく、からだを捻る腹斜筋がストレッチされ、左手で楽にグラスをとることができるのです。まさに連係プレイです。

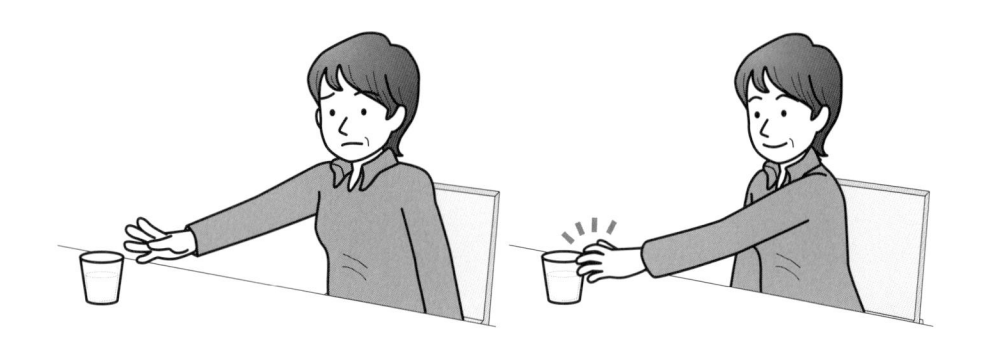

　　数年前のことです。胃がんの手術をしたＳさん（58歳）は、ベッドの上で体位を変えようと思って、膝を立てようとしたところ、手術のあとが痛くて動かすことができませんでした。ふと思い出したのが「レッスン３」です。痛みを感じないようにそっと足を動かし、このレッスンをやってみたところ、楽に両膝を立てることができ、「メソッドを知っていると賢い生き方ができることを実感した」と退院後に話してくださいました。
　　体力があると、それほど力がいらない動作にも必要以上の力を使っていることに気づきません。受話器を持つ、ボールペンで字を書く、ベッドから起き上がる、椅子から立ち上がるなどの日常動作は、そんなにがんばらずに、もっと力を抜いてもできるかもしれません。５＋４＝９ですが、私たちは、３＋６も、２＋７も、９になることを知っています。このレッスンは、やり方は１つだけでなく、ほかにもあることに気づかせてくれます。

> **レッスン7**　　からだの各部位が連携し、一体になって動く —— 波間に揺れる小船

① 床に仰向けになり、呼吸を楽にして床とのコンタクトの状況をチェックします。

② 両膝を立て、両手をお腹に乗せ、胸、口元と移動させ、ゆったりと両手を天井の方に上げましょう。

③ 右足で床を押すと少し骨盤が上がり、その動きは背中と伝わっていきます。同時に右手をさらに天井の方に伸ばすと肩甲骨が床から上がっていきます。右足で押すことをやめると、肩甲骨、背中、骨盤の順に元の位置に戻ります。左足で床を押し、左手を天井のほうに伸ばします。静かな波間にただよう小船をイメージしながら、交互に足で床を押し、手を交互にさらに上に引き上げると、骨盤の動きに連動して上半身もローリングし、一体になって揺れていることに気づくでしょうか？

④ 心地よくローリングしていることを感じながら、数回繰り返した後、両手を床に下ろし、右・左とゆっくり膝を伸ばし、リラックスし、床とのコンタクトをチェックしましょう。呼吸は楽になっているでしょうか？　床とのコンタクトが改善され、コンタクトしている面積が広がっていると感じられるかもしれません。

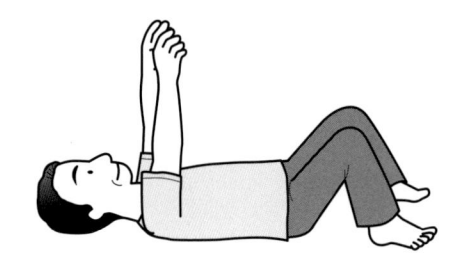

②両膝を立て、両手を天井の方に上げる。 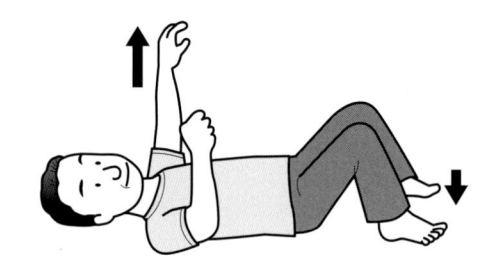　　　③片足で床を押しながら、手を上に伸ばす動きを連携し、小船のようにローリングする。

波間に揺れる小船のように

かつて、腰痛で悩んでいる円盤投げの選手がいました。このレッスンを体験してもらったところ、足で床を押し、骨盤が上がると同時に腹筋と背筋に力が入り、背骨を伝わっていくはずの動きは止まり、呼吸も止まってしまうことがわかりました。足で床を押して得た床反力が上半身に伝わっていかないのです。円盤投げについては素人でわかりませんが、脚筋力を上手く上半身に連動させることができるとしたら、投擲（とうてき）のパワーは、

もっと楽に発揮できるのではないかと思います。彼女が足で床をそっと押すことによって、骨盤が上がり、動きが背骨を通って伝わっていき、からだが小船のようにローリングすることに気づいた頃から腰痛がなくなり、円盤での回転が滑らかになり、楽にパワーを発揮できるようになったと聞いています。

■各レッスンの後、立ち上がって、からだのバランスをチェック

　ここで紹介した7つのレッスンは、誰にでもできるシンプルな動きを通して、多くのことに気づかせてくれます。各レッスンの最後に、仰向けで床とのコンタクトをチェックし、レッスン前のからだの状況と比較しましょう。その後、ゆっくり立ち上がって、姿勢、呼吸、全身のバランス、両足への体重のかかり方などをチェックしてみましょう。レッスン後、多くの人が、両足がしっかり床について、体重をバランスよく支えている感じがする、身長が高くなったような感じがする、からだが軽くなったなどと感想を述べています。

　上体をゆっくり捻って楽に周囲が見渡せるか、両手を交互に頭上に上げて、快適に腕が伸びるかをチェックしましょう。それからゆっくり歩いてみましょう。立ち上がり、歩くことによって、フェルデンクライスの各レッスンは、からだのバランスを改善し、歩くときの体重の移動をスムーズにする効果があることに気づかれると思います。

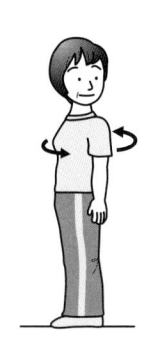

・上体を捻って、上半身の動き、視野などをチェック
・足裏と床とのコンタクト、姿勢のチェック

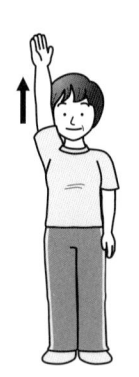

・快適に腕が伸びるかチェック

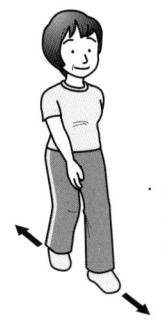

・歩きながら、バランスなどをチェック

3 肩こり・腰痛・膝痛予防レッスンで気をつけること

- 肩こり・腰痛・膝痛がある時は、専門医の診察を受け、運動の可否について相談しましょう。
- 痛みや腫れなどがある時は、体操を休み、担当医に相談しましょう。
- からだは連携して動きます。一定部位に限定せず全身をバランスよく動かしましょう。
- いつでも、どこでも、こまめにストレッチして、柔軟性を維持し、疲労回復につとめましょう。
- 運動の回数にこだわらず、体調と相談して無理なく繰り返しましょう。
- 1回の運動量を増やすより、頻度を増やしましょう。
- 継続が大切です。効果が出るまで、できれば、毎日、最低3ヶ月はつづけましょう。
- 肥満の人は、減量して、膝や腰への負担を軽くしましょう。
- 日常生活でも良い姿勢を意識しましょう。
- 「いつまでも自分の足で歩く」ことを目標に気軽にからだを動かしましょう。

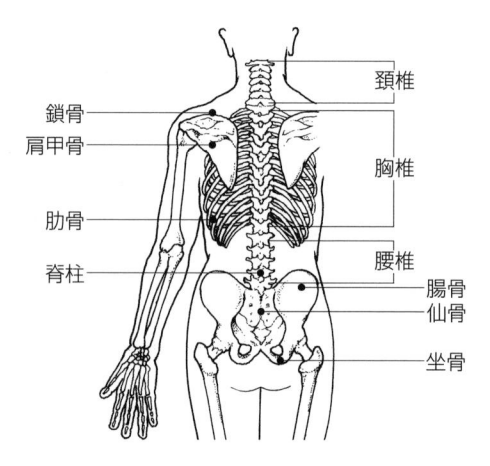

図8-1　肩甲骨、背骨、骨盤（座骨）

4 肩こり予防のレッスン

●キャリアウーマンに多い肩こり —— 鉄のよろいを天使の翼に

　子育てをしながらキャリアウーマンとして働いているK子さん（40歳）は、いつも首から肩、背中にかけて重苦しく、鉄のよろいを身に着けているようだといいます。朝5時30分に起床。洗濯機を回しながら朝食の支度をし、6時30分に子どもたちも起こして身支度と食事をさせます。7時30分には、下の女の子を保育園に連れて行き、出勤します。職場では、責任のある仕事も任されていますが、保育園の迎えもあるので、できるだけ、効率よく仕事をこなし、勤務が終わると、すぐ保育園と学童保育に子どもたちを迎えに行かなければなりません。

　1日中、時間との戦いのような生活がここ10年も続いているそうです。肩こりが女性に多いのは、男性よりも上半身の筋力が弱い上に、こうしたストレスのほかに買い物にしても育児にしても重いものを持つことが多く、また、デスクワークでは、机や椅子の高さが、男女同じ規格だとすれば、一般的に体格が小柄な女性では、長時間、肩に力をいれ、腕を持ち上げなければならず、肩こりしやすいのではないかと思われます。

　一生懸命がんばっている女性たちに、寝る前の10分間でも、背中が天使の翼になるようなレッスンをご紹介したいと思います。もちろん、男性の皆さんもぜひお試しください。

＜レッスンを始める前に＞

　床に仰向けになって、からだが床とどのようにコンタクトしているか（フェルデンクライス健康法のレッスン1、113頁参照）をチェックした後、頭をゆっくり左右に転がしておきましょう。必要に応じて頭の下に座布団かバスタオルを折りたたんでいれます。レッスンは、左右どちらから始めてもかまいません。痛みなどがなく、動きやすいほうから始めましょう。

| 肩こり予防のレッスン１ |　小さく頭を転がす ── 頭は全身の動きをリードする

① 仰向けに寝て両膝を立てます（フェルデンクライス健康法レッスン３、117頁参照）。右に転がり、両膝を重ねるようにして横になります。左手を額にのせ、肘を天井の方に上げます。背中の方に左肘を引くようにして、頭を小さくゆっくり転がして、元に戻します。呼吸に合わせて、ゆっくり、無理のない範囲で、数回繰り返します。仰向けになって休み、床とのコンタクトをチェックしましょう。

② ①と同様に右を下にし、両膝を重ね、横になります。床に右腕を伸ばし、左手を右肘の内側にのせ、息を吐きながら、左手を滑らせて、両手を合わせ、息を吸いながら元の位置に戻します。左手が徐々に右手より先にいくように滑らせ、元の位置に戻します。背中も胸もリラックスさせ、頭を気持ちよく転がしながら、数回繰り返します。仰向けになって休み、床とのコンタクトをチェックしましょう。

③ 両膝を立て、左に転がり、左側を下にして横になります。①、②のレッスンをイメージしてから、実際にやってみましょう。

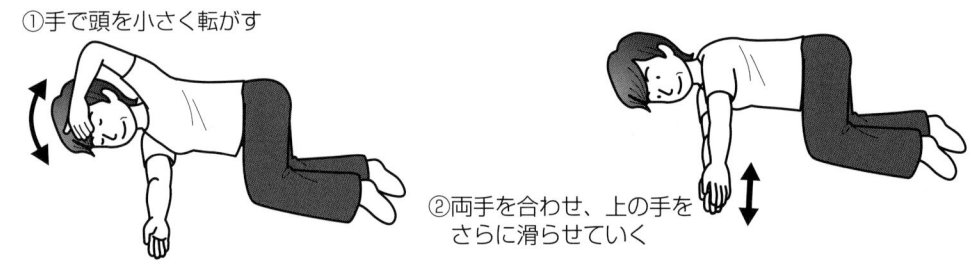

①手で頭を小さく転がす

②両手を合わせ、上の手をさらに滑らせていく

頭が全身の動きをリードする

| 肩こり予防のレッスン２ |　目で動きを追う ── しなやかな胸と背中

① レッスン１の②と同様に、右を下にして横になり、両手を合わせます。左手を天井の方に上げて肘を伸ばし、胸を開くように、左手を後ろの床に向けて無理のないところまで下ろし、ゆっくり元に戻して、両手を合わせ、左手を右手より先に滑らせていきます。このレッスンでは、常に手の動きを目で追うようにすると、頭も楽に動かすことができます。呼吸に合わせ、快適にできる範囲で数回繰り返しましょう。仰向けになって、床とのコンタクト、呼吸などをチェックしましょう。

② 同様にして、左手が背中の後ろの床についたら、指先がなるべく床から離れないよ

うにして、頭上の床に弧を描くように動かし、右手に重ね、さらに左手を右手の先に滑らせていきます。常に無理のない範囲で動かし、左手の動きを目で追うようにします。手がリードすることで、背中、胸、脇などが連携してしなやかに動くようにイメージしながら行ないます。快適にできる範囲で数回繰り返しましょう。仰向けになって床とのコンタクト、呼吸などをチェックしましょう。

③　仰向けのまま、①、②を反対方向に行なっているところをイメージしてから、左側を下にして、右手でリードしながら、このレッスンを行ないます。数回行なったら、仰向けになり、床とのコンタクト、呼吸などをチェックしましょう。

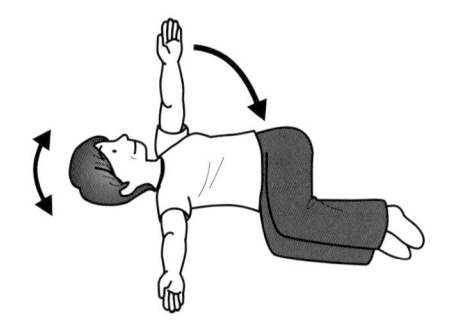

①手先を見ながら、腕で弧を描きながら背後の床に向けて無理のないところまでおろす

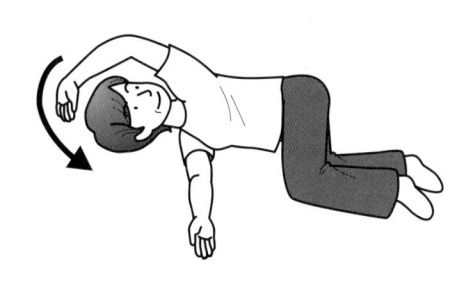

②指先をなるべく床から離さないで、手で床に弧を描き、目で手先に動きを追う

目で動きを追う

　この肩こり予防レッスンは、私のお気に入りのレッスンです。手のひらをあわせて、床を見るように頭を転がしながら、手を滑らせると、背中がまるでつき立てのお餅のように柔らかくなって腕のほうに伸ばされていく感じがします。ポイントは、目の動きです。目を軽く閉じていますが、目の動きが、頸椎、胸椎、腰椎にまでつながって動きを引きだしていくのを感じます。周辺の筋肉は、背骨の動きに刺激され、ゆっくりと流れるように動き、胸郭が自由自在に形をかえていくように感じられます。仰向けになると、肩や背中の余分な緊張がとれ、呼吸が楽になり、ふっと新しいアイディアが浮かんできたりします。目の疲労もいつの間にか解消しています。また、このレッスンは、重なっている膝の動きにも働きかけ、たくさんのバリエーションを楽しむことができます。立ち上がって、両手を上げると、からだが、軽く引き上げられるように感じます。まさに天使の翼です。

5 腰痛予防のレッスン

●よい姿勢が要（かなめ）

　ヒトは、進化の過程で立ち上がり、二足歩行をするようになったため、常に重たい頭を背骨の上に乗せ、抗重力筋を働かせて、姿勢を保持しなければならなくなりました。腰は字のごとくからだの要（中心部）で、おへその高さ（身長を100として、下から52〜57％程度）が重心（センター）の位置です。重心の位置を意識する（センター意識を持つ）と、自然に姿勢が良くなり、腹筋や背筋がこの部位が支えるようになります。

　ところが、日常生活では、「センター意識を持つ」ことはほとんどありません。その上、運動不足で筋力が低下し、内臓脂肪がたまってくると、腹筋が緩み、お腹が前にせりだし、背中をそらすようになり、腰周辺の筋肉が疲労して腰痛を起こしやすくなります。また、腰痛の原因には、椎間板ヘルニアや脊椎管狭窄症などがあり、坐骨神経痛を起こして片脚がしびれたり、痛みが出たりすることもあります。加齢に伴って、腰痛症は増加していきます。

　日常生活で腰に負担のかからないよい姿勢をしているかチェックしてみましょう。最近では、デスクワークにパソコンが導入され、椅子に座ったまま、長時間にわたって、同じ姿勢をとり続けることが多くなりました。デスクワークをしている人たちの姿勢を比較してみましょう。また、自分自身の姿勢はどうなっているでしょうか？　腰痛が気になる人は、医師に相談してから、腰痛予防のレッスンを始めましょう。同時に姿勢にも気をつけ、「センター意識を持つ」ことが大切です。

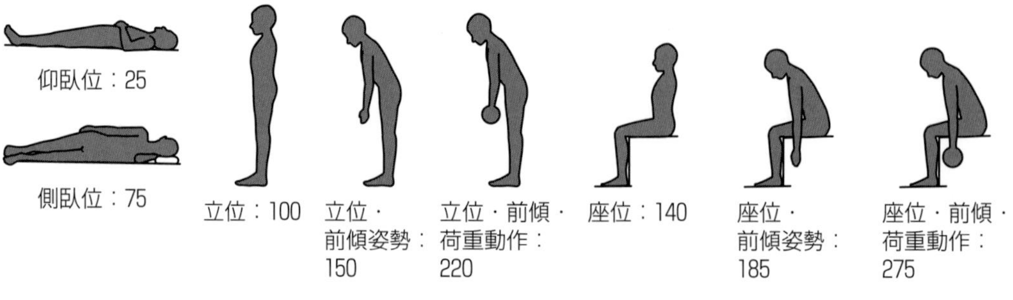

仰臥位：25
側臥位：75
立位：100
立位・前傾姿勢：150
立位・前傾・荷重動作：220
座位：140
座位・前傾姿勢：185
座位・前傾・荷重動作：275

図8-2　姿勢による腰椎、椎間板内圧の変化（立位を100としたとき）Nachemson, 1976　より

● **座位での姿勢チェック**

① 椅子に浅めに腰掛け、膝を直角に曲げて両足を床につけます。両手の手のひらを上にしてお尻の下に入れると、両手に坐骨が乗っていることが確認できます。両足で軽く床を押し、背すじを引き上げると、無理のない良い姿勢になります。

② 両足を少し前に出し、お腹を緩め、背中を丸くして、椅子の背にもたれかかります。この姿勢では、坐骨は、前方に転ってしまい、腹筋や背筋が背骨をしっかり支えていません。この姿勢が習慣になると、腹筋も背筋も低下し、腰痛を起こしやすくなります。

③ 膝を直角にして、両足を床につけるか少し後ろに引き、かかとを上げ、上体を前傾させると、坐骨は後方に移動します。前傾姿勢では、頚部、腰部への負担が大きくなり、腰痛を起こしやすくなります。

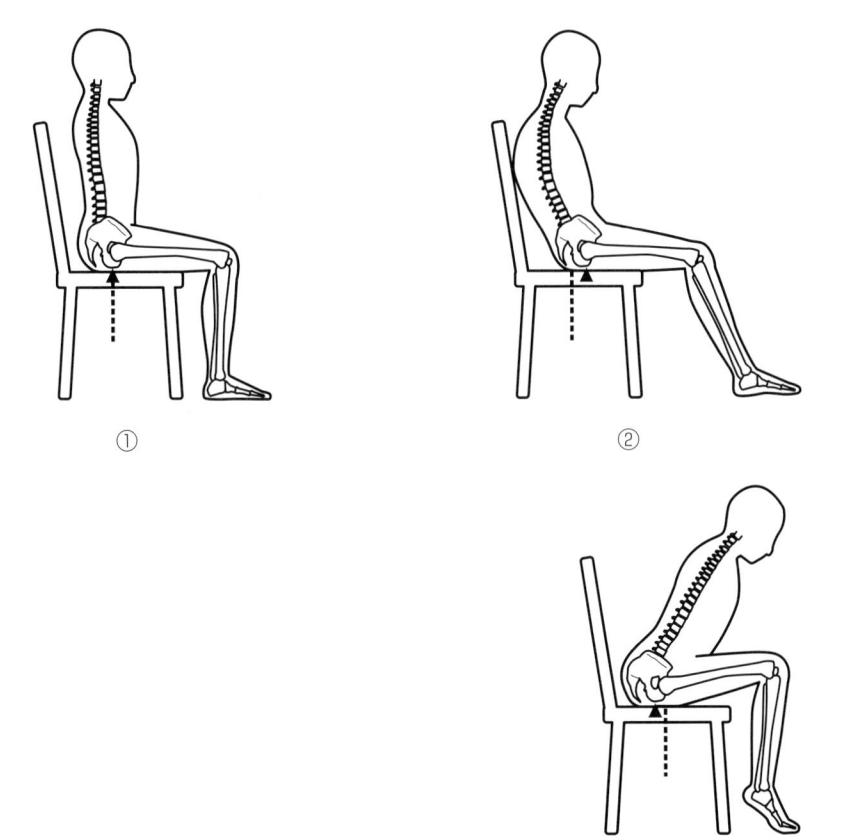

▲ 坐骨結節部の位置 ⋮ 重心

| 腰痛予防のレッスン1 | 床反力で坐骨を上げる──足・坐骨・背骨のみごとな連携

★デスクワークの合間に──水草のように揺れる

① 椅子に腰掛け、足の位置をチェックします。膝を直角にし、両足を床につけます。体重は両足に均等にかかっているでしょうか？ 軽く目を閉じて行ないます。

② 左手（どちらから始めてもよい）を坐骨の下に入れて、左足でゆっくり床を押すと坐骨が上がり、足の力を抜くと坐骨は元に戻ります。呼吸に合わせてゆっくり徐々に力を入れるように足で床を押し、力を抜く。数回繰り返し、坐骨の下から手を抜いて休みます。足と床とのコンタクト、椅子と臀部とのコンタクトをチェックします。

③ 両手を腿（もも）において、左足で床を押し、その力（床反力）が坐骨を通り、センターを通り、背骨に伝わっていくのを感じとります。体重は右の坐骨に乗っていることに気づきます。数回繰り返して、座面とのコンタクトや、体の変化などをチェックします。

④ 同様に左足で床を押し、体重が右の坐骨に乗ったら、右の肋骨と肋骨の間を開くようにして、頭を左に傾ける。左足の力を抜いて、ゆっくり元の姿勢に戻ります。足で床を押した力が、坐骨、背骨、肋骨、頭と伝わっていくのを感じとりましょう。呼吸に合わせて数回繰り返します。少し休んでからだの変化（頭の位置、上半身の左右の差、呼吸など）をチェックしましょう。

　同様に右足で行ないます。機械的に繰り返さず、センターを意識しながら、呼吸に合わせ、ゆっくり行ないます。

⑤ 両手を膝におき、このレッスンを左右交互に行ないます。水草がゆったりと左右に揺れるのをイメージしながら数回繰り返し、座面とのコンタクトやからだの変化をチェックします。（床に仰向けになって、床と全身のコンタクトをチェックしてもよい。）

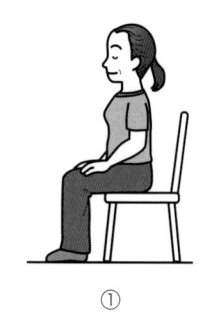

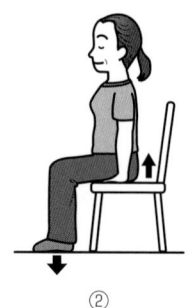

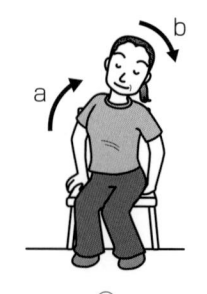

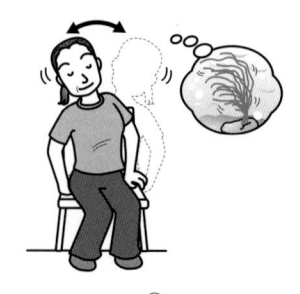

①
②
④ 右の肋骨の間を広げ（a）頭を左に傾ける（b）
⑤ 左足で床を押すと、左の坐骨が上がる

腰痛予防のレッスン2　　しなやかに振り向く──膝・骨盤・頭の連携

★デスクワークの合間に──猫をイメージして

　デスクワークでは、上半身がこわばったように硬くなり、しなやかさが失われていきます。狭い所も巧みにすり抜ける猫の動きをイメージしながら、レッスンを始めます。

①　頭を右と左にゆっくり回し、どのあたりまで見えるかチェックします。

②　両手を膝におき、右足で床を押しながら、かかとからつま先に体重を移動させると、右膝が小さく前に押し出されます。元に戻します。数回繰り返しながら、骨盤が左に小さく回転するのに気づきます。

③　右足で床を押しながら、右膝を小さく前に押し出し、骨盤が左に回転したら左肩を後ろに引きます。元に戻します。ゆっくり呼吸に合わせて数回繰り返します。

④　同様に骨盤が回転し、左肩を後ろに引いてから、ゆっくり頭を左に回します。頭からゆっくり元に戻します。2〜3回繰り返します。

⑤　前方の壁を小さなボールがゆっくりと左に転がって行くのをイメージし、その動きを目で追います。ボールはもとの位置に戻り、右に転がっていきます。ボールの動きを丁寧に追うように目を左右に動かします。交互に3回程度繰り返します。

⑥　右足で床を押しながら右膝を前に押し出し、左肩を引いて頭を左に回し、同時に目をゆっくり左に動かします。しなやかに振り向く猫をイメージしながら、ゆっくりからだを回転させ、元に戻します。2〜3回繰り返してから休み、からだをチェックします。

⑦　同様に左足で床を押し、右に振り向くレッスンを行ないます。

⑧　振り向くレッスンを左右交互にゆっくり無理なく行ないます。少しずつ斜め上を見上げるようにします。背筋が引きあげられるような感覚で振り向き、元に戻します。数回繰り返します。できれば、床に仰向けになって床とのコンタクトをチェックしましょう。

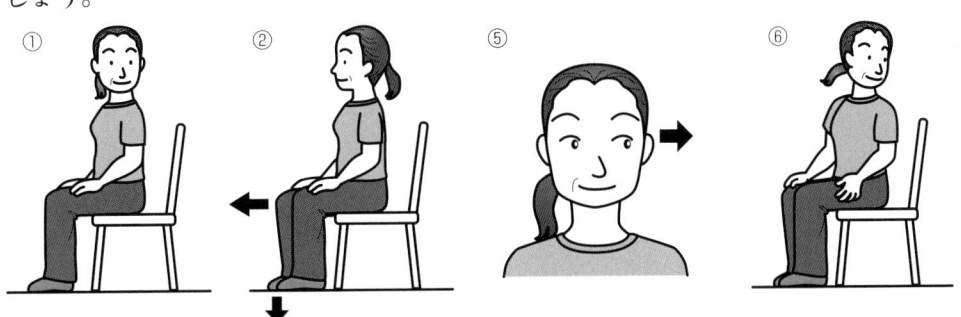

| 腰痛予防のレッスン3 | 膝を滑らせる── 骨盤をゆるめる |

★起床時、就寝時に骨盤周辺のこわばりをなくすために

① 仰向けでからだと床とのコンタクトや呼吸をチェックします。

② 〈骨盤のゆりかご〉（119頁）のレッスンを軽く数回行ないましょう。

③ 右を下にして横向きに寝て、膝を軽く曲げて両脚を重ねます。右腕を伸ばして、床に置き、両手を重ねます。

④ 左手を右手より少し前方に滑らせ、元に戻します。2〜3回繰り返してから、同時に左膝を右膝より、少し前に滑らせて元に戻します。呼吸に合わせて、ゆっくり小さく滑らせます。数回繰り返します。

⑤ 左手で軽く床を押すようにして、左膝を曲げたまま、骨盤を下の方に少し滑らせ、元に戻します。骨盤の動きに合わせて、上半身も一体になって下方に引っ張られ、元に戻します。数回繰り返し、仰向けになります。

⑥ 同様に左を下にしてレッスンを行ないます。

⑦ 〈波間に揺れる小船〉（122頁）のレッスンをできるだけゆっくり、心地よく繰り返します。

⑧ 仰向けになって、休みます。

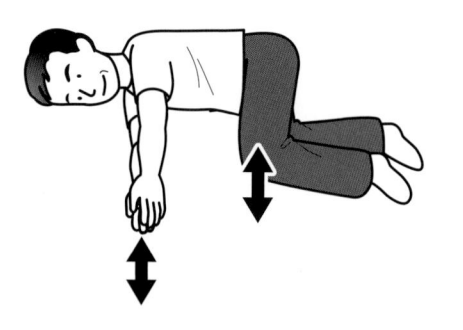

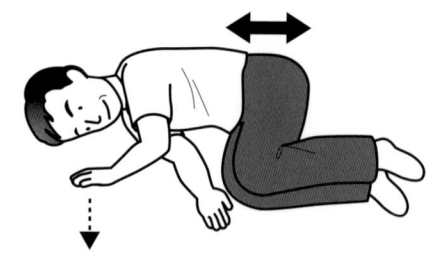

④左手、左膝をすべらせる　　　⑤左手で床を押しながら、骨盤を下にすべらせる

膝を滑らせる

6 膝痛予防の筋力アップとストレッチ

●加齢と運動不足で変形性膝関節症が増加

　重い体重を支えて、歩いたり走ったりする時、膝には大きな負担がかかります。そのため、誰でも加齢に伴って、膝関節の軟骨が擦り減り、変形を起こします。近年、膝の痛みを訴える中高年者が増えていますが、その多くは変形性膝関節症で、40〜65歳で20〜30％、65歳以上では60％を超え、加齢に伴って患者数は増加し、日常生活に支障のある人が目立つようになりました。変形性膝関節症は女性に多く、その理由として、男性より骨盤の横幅が広いため、股関節と大腿骨の角度が小さく、内側に入っていること、筋肉量が少ないことなどが考えられます。肥満やO脚など膝関節に負担がかかりやすい状況が続くと、症状が進みます。また、痛みやこわばりがあると動くのが億劫になるため、足腰の筋肉が衰え、関節にはさらに負担がかかるという悪循環に陥ってしまいます。運動をしても膝関節の変形が治るわけではありませんが、ストレッチをして、関節の可動域を改善し、筋力をつけることによって、症状の進行を遅らせ、痛みを改善する効果が期待できます。

　健康づくりのためウォーキングを始める人が増えてきましたが、歩行時には膝に体重の2〜3倍の負荷がかかるとされていますので、たかがウォーキングといっても、2〜3kg程度の体重の増加が発症のきっかけになることがあります。膝痛の軽減・予防には、適切な治療と運動、体重のコントロールが必要です。

　特に女性は、更年期を迎える頃から、自覚症状がなくても、筋力アップとストレッチを習慣づけ、変形性膝関節症の予防につとめましょう。

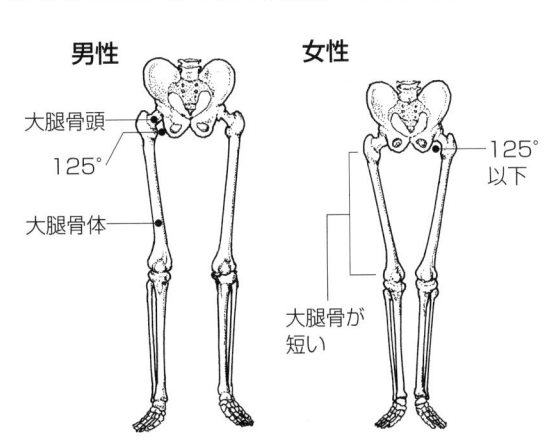

図8-3　骨格の男女比較

●湯上りにゆったり気分ではじめるストレッチ体操

お風呂でゆったり温まり、血行が良くなったところで体操しましょう。

① バスタブの中で片方の膝をゆっくり曲げ、足先を上に向けて、膝を伸ばし、できれば、バスタブに足を押し付け、膝の後ろ側をストレッチします。膝を曲げる時、背中を丸めて息を吐き、ストレッチしている時は、背筋を伸ばして息を吸います。（交互に3回）

　浮力が働くため、足腰への負担が軽くなりますので、脚の開閉や屈伸などの運動も取り入れましょう。

② 床に腰を下ろし、膝の下に折りたたんだバスタオルやクッションを入れて、両膝を伸ばします。足先を上に向け、膝の後ろでタオルやクッションを床に押し付けながら、ハムストリングス（腿の後ろ面の筋肉）やふくらはぎの筋肉をストレッチ。息を吐きながら5秒間ストレッチをし、リラックス（5回）。膝の後ろを意識して引き伸ばしましょう。同時に大腿四頭筋や前脛骨筋の筋力アップにもなります。

③ 両膝の間に折りたたんだバスタオルやクッションを挟み、両脚で挟んで5秒間保持し、リラックス（5～10回）。大腿の内側（内転筋群）の筋力アップになります。椅子に坐って行なうこともできます。

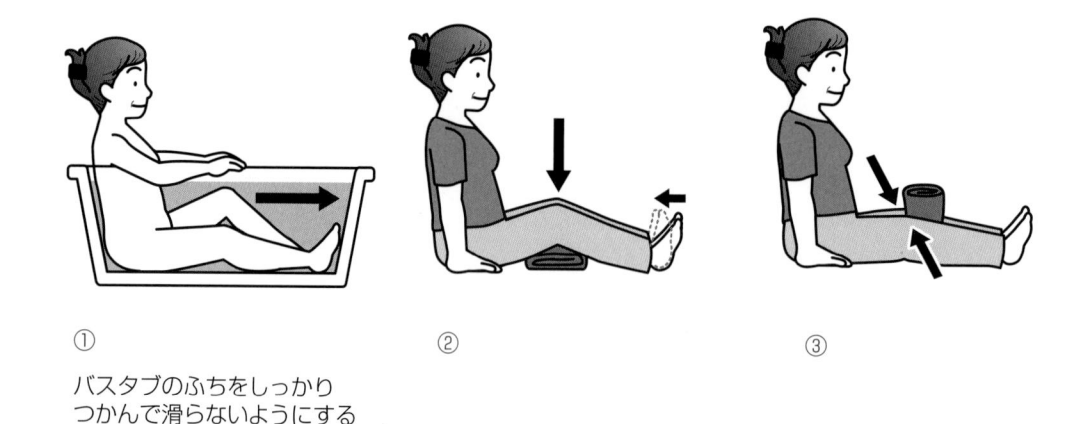

①
バスタブのふちをしっかり
つかんで滑らないようにする

②

③

●すこやかチェアエクササイズ

　両足が楽に床につく安定した椅子を使い、少し浅めに腰かけます。膝関節を支える脚筋だけでなく、姿勢を維持する腹筋・背筋などもトレーニングして、全身でバランスよく体重をささえ、膝への負担を軽くします。

① 　手のひらを前に押し出すようにして両腕を前に伸ばし、同時に右膝を伸ばして、かかとを床にタッチ（ヒールタッチ）し、元に戻します。腕の筋力アップと膝の後ろのストレッチ。（交互にヒールタッチ8回）前脛骨筋の筋力アップになります。

② 　膝を伸ばしながら上げて（1.2）、足先を天井の方に向け、そのまま保ちます（3.4.5.6）。元にもどします（7.8）。（ゆっくり交互に8回）

　　無理をして脚を上げると、姿勢が悪くなります。脚を上げる時、反対の足で床を押すと、脚が軽く上がり、良い姿勢を保つことができます。片手または両手で脚を支えてもかまいません。

③ 　両膝の間に直径20cm程度の弾力性のあるボールを挟み、太腿に徐々に力を入れてボールを強く挟み、そのまま保ってから（1.2.3.4.5.6）緩めます（7.8）。呼吸をとめないようにしましょう。（5回）

④ 　息を吸いながら、両手でゆっくりボールを持ち上げ（1.2.3.4）、息を吐きながらボールをおろします（5.6.7.8）。③と④を交互に行ないましょう。（ゆっくり5回）

⑤ 　両膝の間にボールをはさみ、両手で太腿を外側から押さえます。太腿を外へ広げると同時に両手で広がらないように太腿を押さえ、そのまま保ってから（1.2.3.4.5.6）、緩めます（7.8）。呼吸を止めないように、声を出して数えてみましょう。⑤と③を交互に行ないましょう。（ゆっくり5回）

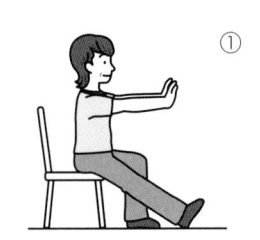

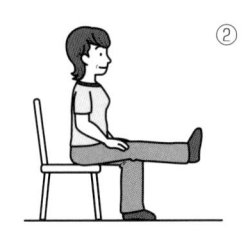

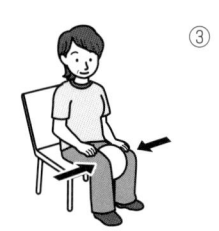

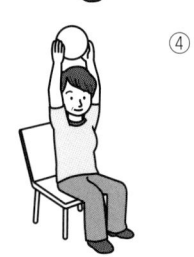

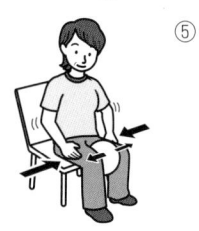

| 膝痛予防　気づきのレッスン | 〈椅子から楽に立ち上がる〉

　立ち上がる時、膝に負担がかかり、膝が痛くなるのではと不安になり、テーブルや椅子に手をかけてヨイショと掛け声をかけて立ち上がる人を見かけます。

　無理なく立ち上がるには、立ち上がる方向を意識し、床反力を利用すると、思いがけず楽に立ち上がることができます。チェアエクササイズで筋力をつけると、より楽に立ち上がることができます。

① 椅子に浅く腰掛け、ゆっくり息を吐きながら、背中を丸くしましょう。(1.2.3.4)
② ゆっくり息を吸いながら背筋を伸ばし、両足で床を押します。坐骨が上がり、上半身が上に伸びることに気づきましょう（5.6.7.8）。足で床を押すことをやめ、息を吐きながら、背中を丸くします（1.2.3.4）。(①②を3〜4回繰り返す)
③ 両手を太腿におき、上体を前傾させながら、両足で床を押すと、椅子から軽くお尻が上がります。何度か繰り返して、前傾する角度と床を押すタイミングを見つけましょう。上手にコントロールできて、無理なくお尻が上がったら、膝を伸ばして、椅子から立ち上がります。お尻が浮き、両足に体重が軽く乗るタイミングに気づくには、ゆっくり、あせらず、上半身が上に伸びる角度をみつけることです。(数回繰り返す)

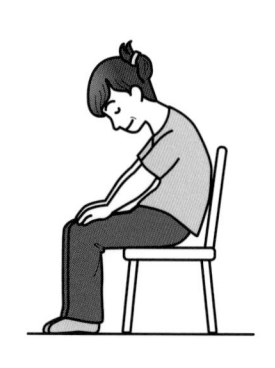

①お臍を覗くようにして背中を丸める

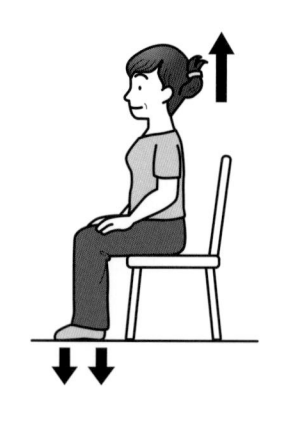

②両足で床を押すと、背筋がまっすぐ伸びる

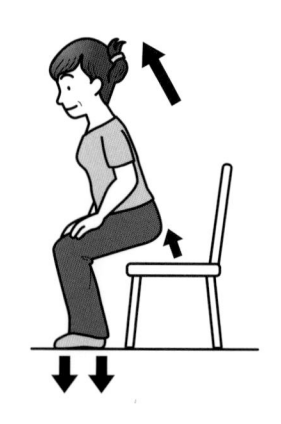

③両足で床を押し、前傾すると坐骨が上がる

[著者紹介]

武井正子（たけいまさこ）
　順天堂大学名誉教授・日本フェルデンクライス協会会長。
　お茶の水女子大学教育学部卒業。順天堂大学スポーツ健康科学部教授、同大学院教授を歴任。専門は運動教育学。幼児から高齢者まで幅広く運動教育について研究し、実践活動を行っている。NHKの『悠々くらぶ』『福祉ネットワーク・公開すこやか長寿』『中高年の心と体をほぐすフェルデンクライス健康法』などのテレビ出演も多く、わかりやすい指導に定評がある。健康運動指導士、スポーツプログラマー、老人クラブのシニアスポーツリーダーなどの養成にも長年関わっている。
　著書・訳書：『元気をつくる シニアエイジの健康エクササイズ』『エアロビック体操』（共著）『エアロビクス事典』（共訳）いずれも小社刊、など多数。

「気づき」で変わる ミドルエイジの健康エクササイズ
©TAKEI Masako 2009　　　　　　　　　NDC781/ⅴ，136p/24cm

初版第1刷──2009年10月20日

著　者────武井正子
発行者────鈴木一行
発行所────株式会社大修館書店
　　　　　　〒101-8466　東京都千代田区神田錦町3-24
　　　　　　電話03-3295-6231（販売部）　03-3294-2358（編集部）
　　　　　　振替00190-7-40504
　　　　　　［出版情報］http://www.taishukan.co.jp

装丁者────大久保　浩
本文イラスト──エビハラ　ナオミ
編集協力───錦栄書房
印刷所────広研印刷　　　製本所────司製本

ISBN 978-4-469-26690-0　Printed in Japan
Ⓡ本書の全部または一部を無断で複写複製（コピー）することは，
著作権法上での例外を除き禁じられています。

元気をつくる シニアエイジの健康エクササイズ
武井正子著
B5変型判・192頁　本体1700円

エアロビクス事典
アン・クリンガー他著　武井正子・堂浦恵津子訳
A5判・362頁　本体3400円

きれいになれるランニング
牧野仁著
B5変型判・112頁　本体1700円

無理なく走れる〈気〉ランニング
ダニー・ドライヤー他著　金哲彦監訳　柏木幹男訳
A5判・202頁　本体1600円

身体を中心から変える コアパフォーマンス・トレーニング
M. バーステーゲン他著　咲花正弥監訳　栢野由紀子・澤田勝訳
B5変型判・240頁・CD-ROM付　本体2400円

野球選手なら知っておきたい「からだ」のこと
土橋恵秀・小山田良治・小田伸午著
投球・送球編　B5判・122頁　本体1600円
打撃編　B5判・104頁　本体1600円

大修館書店　　　　　　定価＝本体＋税5％（2009年10月現在）